U0247634

健康中国战略的
四川实践

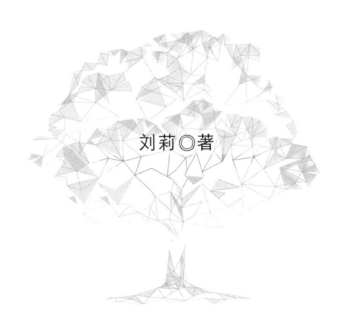

刘莉◎著

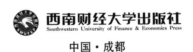
西南财经大学出版社
Southwestern University of Finance & Economics Press

中国·成都

图书在版编目(CIP)数据

健康中国战略的四川实践/刘莉著.—成都:西南财经大学出版社,
2022.12
ISBN 978-7-5504-5606-8

Ⅰ.①健… Ⅱ.①刘… Ⅲ.①医疗保健事业—研究—四川
Ⅳ.①R199.2

中国版本图书馆 CIP 数据核字(2022)第 210995 号

健康中国战略的四川实践

JIANKANG ZHONGGUO ZHANLÜE DE SICHUAN SHIJIAN

刘莉 著

责任编辑:石晓东
责任校对:陈何真璐
封面设计:星柏传媒
责任印制:朱曼丽

出版发行	西南财经大学出版社(四川省成都市光华村街 55 号)
网 址	http://cbs.swufe.edu.cn
电子邮件	bookcj@swufe.edu.cn
邮政编码	610074
电 话	028-87353785
照 排	四川胜翔数码印务设计有限公司
印 刷	四川五洲彩印有限责任公司
成品尺寸	170mm×240mm
印 张	12.75
字 数	236 千字
版 次	2022 年 12 月第 1 版
印 次	2022 年 12 月第 1 次印刷
书 号	ISBN 978-7-5504-5606-8
定 价	78.00 元

序　言

　　世界卫生组织指出，健康不仅是指没有疾病，而且是指身体、心理和社会适应的良好状态。健康是促进人的全面发展的必然要求，是经济社会发展的基础条件，是民族昌盛和国家富强的重要标志，也是广大人民群众的共同追求。作为一个多维度概念，健康既是发展手段又是发展目标，在现代化建设中具有基础性、长远性、全局性的作用①。从法律角度看，生命健康权也是我国宪法赋予公民的一项重要权利。《中华人民共和国刑法》《中华人民共和国民法典》等法律法规均对保护公民生命健康权作出了具体规定。从个人和家庭角度看，健康是人的生命和幸福的基础，也是每个公民的基本权利。健康关乎一个人的生命，更关乎一个人的未来，一个人只有拥有健康的体魄，未来才能拥有无限可能。从国家和民族角度看，健康是社会生产力的基础，也是国家富强、民族振兴的重要标志。一方面，健康是人力资本的基石，是构成人力资本的重要内在因素，对于经济的长期增长有着至关重要的作用。良好的健康状况既能提高个体的劳动生产率，又能增加劳动时间。研究表明，健康人力资本是教育人力资本发挥作用的基础，对经济增长的贡献率高于教育人力资本②。有研究指出，改革开放前人民健康水平的大幅提高正是形成我国"人口红利"的重要基础。1950—1982年，我国人均期望寿命从35岁增加到69岁，由此创造的经济价值共24 730亿元，平均每年约创造773亿元的经济价值，相当于国民生产总值（GNP）的22%③。另一方面，人民健康水平也是经济社会发展的重要体现，拥有健康的国民意味着拥有更加强大的综合国力和可持续发展能力。将健康发展摆在经济社会发展的更优先位置，促进全民健康、加快形成新型的经济社会发展方式，不仅有利于满足人民对于健康产品和服务的需求，更有利于扩

---

　　① 王秀峰. 健康中国战略的地位、作用与基本要求 [J]. 卫生经济研究, 2019 (4)：3-6.
　　② 徐祖辉, 谭远发. 健康人力资本、教育人力资本与经济增长 [J]. 贵州财经大学学报, 2014 (6)：21-28.
　　③ 黄永昌. 中国卫生国情 [M]. 上海：上海医科大学出版社, 1994.

大内需、促进就业，进一步形成和挖掘"健康红利"。从全球和全人类角度看，人类健康是全球可持续发展的核心动力。20世纪80年代，联合国开发计划署（The United Nations Development Programme，UNDP）在《1990年度人文发展报告》中提出人类发展指数（human development index，HDI），将人均预期寿命作为三大核心指标之一。纵观全球，许多国家把提高国民健康水平作为国家战略，把健康投资作为国家最重要的战略性投资。

当前，心脑血管疾病、癌症、慢性呼吸系统疾病、糖尿病等慢性非传染性疾病导致的死亡人数占总死亡人数的比例高达88%，其导致的疾病负担占疾病总负担的70%以上。全球新冠肺炎仍处于大流行状态，境外输入传染病压力较大。艾滋病、肺结核、病毒性肝炎等重大传染性疾病报告发病数多、报告死亡人数多，防控形势严峻。居民健康知识知晓率不高，吸烟、过量饮酒、缺乏锻炼、不合理膳食等不健康生活方式普遍存在，由此导致的疾病问题日益突出。精神卫生、职业健康、地方病等问题不容忽视。新旧问题交织影响，国民健康形势不容乐观。

党的十八大以来，以习近平同志为核心的党中央把维护人民健康摆在更加突出的位置，召开全国卫生与健康大会，确立新时代卫生与健康工作方针，印发《"健康中国2030"规划纲要》，发出"建设健康中国"的号召，明确了建设健康中国的大政方针和行动纲领。党的十九大报告进一步提出"实施健康中国战略"，标志着党和政府将人民健康上升到事关现代化建设全局的高度，正式将健康中国战略确立为国家战略。党的二十大也提出"人民健康是民族昌盛和国家强盛的重要标志。把保障人民健康放在优先发展的战略位置，完善人民健康促进政策"。

推进健康中国战略是党中央从国家战略和全局出发，作出的一项重大决策部署，对于实现"两个一百年"奋斗目标，实现中华民族伟大复兴的中国梦具有重大的现实意义和深远的历史意义。首先，健康中国建设为实现"两个一百年"奋斗目标打下了坚实的健康基础。推进健康中国建设，使全体人民享有更高水平、更高层次、全方位的健康服务，是"两个一百年"奋斗目标的重要组成部分。党中央高度重视维护人民群众健康，从统筹推进"五位一体"总体布局和协调推进"四个全面"战略布局出发，推进健康中国建设，更好地满足人民群众日益增长的多层次、多样化的健康需求，必将为实现"两个一百年"奋斗目标，实现中华民族伟大复兴的中国梦打下坚实的健康基础。其次，健康中国建设是满足人民美好生活需要的重要支撑。新中国成立以来特别是改革开放以来，我国健康领域改革发展取得显著成就，同时，我们也清楚地看到，由于工业化、城镇化、人口老龄化等问题，由于疾病谱系、生态环境、人民生活方式不断变化，我国面临着多种疾病威胁并存、多种健康影响因素交织的复杂局面。随着经济社会的发展，人民群众对健康的需求日益增加，这就需要大力实施健康中国战略，全面减少健康危险因素，大力提升医疗卫生发展水平，全方位全周期维护人民健康，促进人的全面发展和社会全面进步。最后，健康中国建设是顺应国际发展趋势的客观需要。当今世界，健康同政治、经济、文化、社会等各领域发展的关系日益密切，对国际关系和外交政策的影响不断加强。推进健康中国建设，坚持从大健康、大卫生的高度和经济社会发展全局的角度，统筹解决国民健康问题，可以更好地响应联合国"2030年可持续发展议程"，展示我国良好的国际形象。

　　健康中国战略的提出，是党和国家根据国内经济社会发展需要，顺应国际卫生发展潮流所作出的必然选择。四川作为西部大省、人口大省，全面推进健康四川建设，是响应和贯彻国家战略的积极体现。本书从理论逻辑、历史演进、国际经验等角度阐释了健康中国上升为国家战略的重大价值与意义，并在此基础上对四川这一西部人口大省和民族大省的健康战略展开分析，分析健康四川的主要战略方向、实施策略与拟解决的关键问题；围绕"普及健康生活""优化健康服务""完善健康保障""维护健康环境"和"发展健康产业"五大健康维度全面评估健康四川的实施进展；选取典型案例并进行经验总结，从经济结构、人口结构、城乡结构、卫生健康人才、卫生健康科技和数字健康等方面分析在新阶段实施健康四川的新形势和新挑战。在此基础上，本书提出新形势下推进健康四川建设的五大发展思路和四个价值追求，探索构建健康生活普及化、健康服务现代化、健康保障福利化、健康环境优良化、健康产业全球化的四川路径。

刘莉

2022 年 10 月 25 日

目　录

第一章　健康中国战略的提出

第一节　理论逻辑角度

一、经济学维度

健康增长与经济增长是双向的、互为作用的，正如经济发展推动了卫生发展一样，卫生发展也同样推动着社会及经济的发展，两者须齐头并进、相伴而行。

一方面，良好的健康状态是经济增长和高质量发展的动力。总体上，健康与经济增长呈正相关关系。首先，人是所有生产力要素中最为根本的要素，健康的人是提高生产力最为重要的生产要素，是经济可持续发展最重要的人力资本，是实现经济健康发展的必要条件和重要前提。健康可以有效延长劳动力工作年限，提高个人的劳动能力，提高劳动生产率，带动整个社会产出效率的提高，从而促进经济的增长和发展。研究表明，由延长寿命和增强体能所创造的经济价值在社会总产值中占 20%～30%。其次，健康创造需求。健康中国战略从传统意义上的躯体健康、心理健康等"小健康"，延展到包括身心健康、社会适应、环境健康和道德健康等"大健康"范畴，有利于健康创造需求经济属性的进一步发挥，大幅度增加健康相关领域的需求。最后，推进健康老龄化、提高个人预期健康寿命，可以有效应对人口老龄化给经济发展带来的负面影响，促进"人口红利"转化为"健康红利"，延长我国经济发展的战略机遇期。

另一方面，预防为主是最经济有效的健康策略。以预防为主，是习近平总书记对健康中国提出的原则要求，他强调，"要坚定不移贯彻预防为主方针，坚持防治结合、联防联控、群防群控，努力为人民群众提供全生命周期的卫生与健康服务。要重视重大疾病防控，优化防治策略，最大程度减少人群患病"。要把以治病为中心转变为以人民健康为中心，重点从疾病的源头发力、从疾病的源头破题，努力把疾病扼杀在摇篮之中。当前，心脑血管疾病、癌症、呼吸系统疾病等慢性非传染性疾病成为主要健康威胁，但这类疾病在很大程度上是可以预防的。例如心脑血管疾病已经成为我国居民第一位的致死因素，给患者、家庭和社会均带来极为沉重的经济负担，有"一人中风，全家瘫痪"的俗称。但90%的心脑血管疾病是可以通过运动、饮食，控制和调节高血压、高血脂、糖尿病、肥胖等因素来预防的。相较于医疗服务，疾病预防工作能够在更小的资源消耗下产生更大的健康效益，能够使人民免于疾病的痛苦。无论是从资源节约的观点出发还是站在人民幸福的角度，疾病预防都能够产生更大的社会效益。

二、社会学维度

健康涉及多种影响因素，全方位的人民健康保障不仅依赖医疗卫生工作者，而且需要各部门、行业和社会的共同努力奋斗。随着人民对健康的要求越来越高，单纯的医疗服务已越来越难以满足人民的健康需求。我们必须同时加强其他社会工作，才能全面地为人民提供健康保障。习近平总书记曾在多种场合中强调，环境卫生、全民健身运动、食品药品安全、养老等工作都是关系人民健康的事业，对建设健康中国具有重要意义。

随着医学模式由生物医学模式转变为生物-心理-社会医学模式，社会学家已逐渐认知到，健康问题的解决不能单纯依赖医学技术的进步；医学技术的进步多数只能解决生病后看病就医问题且花费巨大，难以解决由个人行为生活方式、日常生活环境和社会结构性因素等导致的系列健康问题。世界卫生组织由此提出了健康社会决定因素的概念，这些社会决定因素包括了出生、成长、生活、工作和衰老的全部社会环境特征，例如生活方式、收入、教育水平、饮水、卫生设施和居住条件等。在此认知上，达尔戈伦和怀特海德提出了健康社会决定因素的分层模型。该分层模型共分为5层，是从微观到宏观逐渐展开的一个分层，是外层影响内层、内层受外层制约的一个分层（见图1.1）。

第1层：代表不同个体的生物学因素，如年龄、性别和遗传因素等。不同的生物学因素，会对健康产生不同的影响。

第2层：代表个人生活方式。良好的生活方式，如科学运动、合理膳食、规律作息、保持好的心态将会让健康向积极的方向发展，而不良生活方式，如吸烟、过量饮酒、网络成瘾等将会让健康向不利的方向发展。

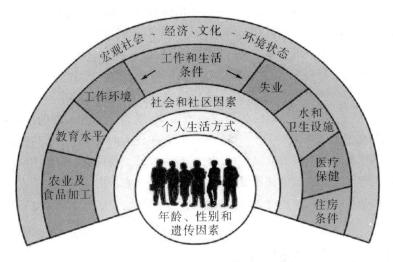

图 1.1　健康社会决定因素分层模型

第3层：代表社会和社区因素。有力的社会支持将对健康产生有利的影响；反之，社会支持越弱，人们的健康状况可能越不好。

第4层：代表社会结构性因素，如工作和生活条件、住房条件、教育水平、卫生设施、医疗保障等。不同的社会结构性因素会对健康产生不同的影响。

第5层：代表整个宏观社会、经济、文化和环境状态。

健康的社会学维度，解释了健康不仅是一个简单的技术问题，而且是一个与经济、社会、文化等制度安排和发展水平等密切相关的社会问题。想要解决健康问题，着手角度应不仅在于医疗技术的进步，更在于提供良好的支撑环境。

三、人的全面发展维度

健康水平一方面衡量着一个国家的经济社会发展水平，另一方面也反映着一个国家的文明程度、公民意识和公民权利的发展水平。社会主义国家的现代化有别于资本主义国家现代化的特点之一便是：人民公平、全面的自由发展。

中国共产党从成立起，就把保障人民健康同争取民族独立、人民解放的事业紧紧联系在一起。无论是革命战争年代还是和平发展年代，中国共产党始终把人民健康放在重要位置，为我国人民自由全面的发展提供物质和制度保障。进入新时代，习近平总书记强调"健康是促进人的全面发展的必然要求"，科学阐释了健康与人的全面发展之间的关系。在福建三明市沙县总医院考察调研时，习近平总书记指出："健康是幸福生活最重要的指标，健康是1，其他是后面的0，没有1，再多的0也没有意义。"可见，健康的身心素质是人全面发展的先决条件，为人的全面发展提供了无限可能。

党的十九大报告指出，"必须坚持以人民为中心的发展思想，不断促进人的全面发展、全体人民共同富裕"，这是我国发展始终坚持的根本立场。以人民为中心这一主体定位是新时代增进人民福祉、实现人全面发展的最新指南，要求我们在各个领域都要把人民摆在第一位，关注人的切身需求，切实满足人民群众的需要，让人民群众真真切切体会到存在感、获得感、满足感。以人民为中心的思想落实在健康领域就是以人民健康为中心，把人民健康放在优先发展的战略地位，全面实施健康中国战略，为经济社会发展打下坚实健康基础。

第二节　历史演进角度

一、初步发展时期：1949—1978 年

新中国成立时，经济社会资源极度缺乏，医疗机构缺医少药，人民健康状况也不容乐观，全国人均期望寿命仅35岁。1950年年底，我国确立了"面向工农兵、预防为主、团结中西医、卫生工作与群众运动相结合"的卫生工作"四大原则"。在"四大原则"的指引下，我国逐步建立起了被誉为"农村卫生健康工作三大法宝"的"三级预防保健网、农村合作医疗制度、赤脚医生"，在短时期内极大地提高了人民健康水平：一是新中国在约30年的时间里，全国人口数量翻了一番，从4亿人增长到8亿人；人均预期寿命几乎也翻了一番，从35岁提高到68岁，达到当时中等收入国家的寿命水平，远远超过我国经济水平的排名；二是婴儿死亡率从1950年的约250‰下降到1981年的50‰；相较于当时几个主要发展中国家该指标的改善情况，中国遥遥领先；三是许多流行性疾病，如天花、霍乱等得到彻底消除，而寄生虫病患人数等也大幅度减少。这一独特的中国农村卫生工作模式被世界卫生组织高度评价并作为初级卫生保健的成功经验向其他发展中国家推荐。

（一）健康生活方面

我国将卫生运动与群众运动相结合，积极开展爱国卫生运动，动员广大群众主动加强个人防护，改善卫生环境，促使形成全面参与健康治理、群防群控传染病的良好局面。同时，应毛主席"把医疗卫生工作的重点放到农村去"的指示要求，大量城市医务工作者下到乡村，和农村群众同吃同住同劳动，并

把有条件的当地农民培训为赤脚医生。赤脚医生不仅可以医治当地农民常见的小伤、小病，更重视对疾病的预防，广泛开展健康教育，动员群众讲究卫生。

（二）健康服务方面

城镇和农村都逐步建立了三级医疗服务体系，还建立了中央防疫队和广泛的基层卫生组织。针对传染病和地方病的泛滥，我国建立起了卫生防疫站、妇幼保健站、卫生宣传教育机构。在传染病防治方面，除一般性的卫生防疫体系之外，国家还建立起如结核病防治所、皮肤病防治所等专科防治所，这些机构以疾病预防控制为主，辅以临床诊疗。由于这一时期我国的医疗资源与医疗人才都十分紧缺，而农村人口占当时我国总人口的大多数，因而这一时期的健康服务发展是以农村为重点。在农村，我国建立起以人民公社为组织单位的合作医疗，由公社所辖大队组织公社卫生院，为人民群众提供医疗服务。

（三）健康保障方面

1951年，我国颁布《中华人民共和国劳动保险条例》；1952年，我国确立公费医疗制度；1953年，我国确立劳保医疗制度，至此建立了影响我国至今的医疗保障体制框架。公费医疗经费由国家和各级财政预算拨款，按照人头划拨到各单位包干使用。劳保医疗费用按照企业职工工资总额和国家规定比例计入生产成本；在职职工医疗费从职工福利费中开支，离退休人员医疗费从劳动保险费中列支。在实行合作医疗制度之前，农村并没有正式的医疗保障制度，名义上实行"谁看病谁付钱"的自费式医疗模式。国家对医疗机构进行补贴，并对医疗服务和药品价格进行严格把控，所以对农村存在事实上的医疗保障。实行合作医疗制度以后的农民享受的也是这种低廉的自费医疗方式。

二、艰难发展时期：1979—2002年

改革开放后，为改变医疗卫生供给不足的局面，国家运用市场经济的手段，放松了对民营医疗行业的限制，逐步下放给医院经营权、管理权，改变了过去统管统筹的模式。

（一）医疗市场政策

这一时期，政府对医疗市场采取了自由放任政策，期望依靠市场的力量来提供卫生保健服务，健康服务和健康产业在曲折中发展。由于当时对卫生健康事业发展规律和特点的认识不足，整个城市和农村的卫生健康工作均偏向走市场化和商品化的道路，之前福利性的卫生政策受到严重冲击并转变为市场化的卫生政策，走向了自主经营、自负盈亏和自我创收的道路。在城市，多数医院病床增加、设备更新、医疗服务质量提高、卫生人员的待遇提高，但这导致了不容忽视的问题，医疗费用急剧上涨、医疗秩序陷入混乱、医德医风滑坡、城乡差距逐步扩大。在农村，大部分村级卫生室被私人承包，赤脚医生转向个体经营，赤脚医生与农民之间的医疗服务关系变成了单纯的买卖关系；人民公社瓦解后，由于失去了集体经济的支撑，传统的合作医疗开始走向衰退；乡镇卫生院难以维系基本公共卫生服务工作的开展，县、乡、村三级医疗卫生服务网络逐渐解体。

（二）健康保障变革

健康保障也在市场化中发生着巨大变革。改革开放以后，"自主经营、自负盈亏"成为越来越多全民所有制企业和集体所有制企业改革的导向，对医疗保障造成了非常大的影响。第一，劳保医疗制度的本质发生了变化，劳保医疗变成了真正的企业保障。当企业无法承担员工医疗费用支出成本时，一些企业不得不临时解雇员工，降低福利待遇；但企业必须继续为下岗职工、退休人员及家庭提供福利保障。第二，公费医疗制度也受到了冲击。改革开放后实行的财政"分灶"吃饭，以及行政事业费分级包干和事业单位企业化等改革后，大部分公费医疗也变成了单位保障。第三，非公有制经济的迅速发展使得非公有制经济部门的职工人数骤升；然而，当时对于这部分人口愈来愈多的群体，我国却没有医疗保障制度方面的设计。因此，这造成城镇人口的医疗保障覆盖面越来越窄，其待遇水平也逐步降低。

（三）卫生工作方针

值得一提的是，1996年12月我国召开了新中国成立以来第一次全国卫生工作会议。1997年1月，我国颁布了《中共中央 国务院关于卫生改革与发展的决定》，明确提出新时期卫生工作方针是"以农村为重点，预防为主，中西医并重，依靠科技和教育，动员全社会参与，为人民健康服务，为社会主义现代化建设服务"。"为人民健康服务，为社会主义现代化建设服务"在"四大原则"的"面向工农兵"的基础上更加明确了卫生工作的核心和目的，体现了中国共产党全心全意为人民服务的宗旨。以农村卫生、预防保健和发展中医药为重点充分考虑了我国基本国情，卫生工作以农村为重点关系到保护农村生产力、振兴农村经济、维护农村社会发展和稳定的大局和社会主义市场经济建设的全局问题；加强预防保健，有利于防止重大传染病传播流行，强化对人民的健康教育，有助于其养成良好的生活习惯，预防慢性非传染性疾病的发生，对提高全民族素质具有重大意义；中医药是中华民族优秀的传统文化，独具特色和优势，传统医药与现代医药互相补充，共同承担着保护和增进人民健康的任务。依靠科技与教育，动员全社会参与是新时期推动卫生工作的基本策略，是贯彻"科教兴国"的战略和邓小平同志提出"科学技术是第一生产力"的重要思想的具体体现;卫生工作是一项系统工程,是党和政府重视、社会各部门协调配合、人民群众积极参与的"大卫生"工作,也是卫生工作与群众运动相结合的深化与发展。

三、改革发展时期:2003—2011年

2003年"非典"疫情的暴发,暴露出我国医疗卫生领域存在的缺陷和不足,引起国家和社会史无前例地对医疗卫生的关注和反思。2003年,我国开始推广致力于覆盖农民的新型农村合作医疗制度,中央财政和地方财政均给予一定补助,农村合作医疗覆盖率由2003年的仅为9.5%提高到2007年的82.83%。大多数农民的基本医疗得到保障后,国家又着手扩大城镇居民医疗保险的覆盖面,2007年4月国务院决定进行建立以大病统筹为主的城镇居民基本医疗保险制度试点,把没有纳入城镇职工基本医疗保险制度范围以内的中小学生、少年儿童,以及其他非从业城镇居民纳入城镇居民基本医疗保险。至此,覆盖城乡居民的全民医保体系逐步完善。经过长期努力,我国开辟了一条符合我国国情的卫生健康发展道路,坚持用中国式办法解决医药卫生体制改革这个世界性难题,在较短时间内建立起世界上规模最大的基本医疗保障网,大病保险制度覆盖10亿多城乡居民,但是我们仍然面临多重疾病威胁并存、多种健康影响因素交织的复杂局面。人民群众不但要求看得上病、看得好病,更希望不得病、少得病,看病更舒心、服务更体贴,对政府保障人民健康、提供基本卫生与健康服务寄予更高期望。

四、新时代发展时期:2012年至今

党中央提出推进国家治理体系和治理能力现代化以来,我国健康治理随之进入新时代。2016年中共中央、国务院印发《"健康中国2030"规划纲要》,这是我国首个最高规格的作为国家战略的健康规划。习近平总书记在深入分析我国卫生健康事业发展大势的基础上,2016年8月在全国卫生与健康大会上提出了新时代卫生与健康工作方针——"以基层为重点,以改革创新为动力,预防为主,中西医并重,将健康融入所有政策,人民共建共享"。这一工作方针既与党在不同历史时期的卫生工作方针一脉相承,又体现了新发展理念的科学内涵,具有鲜明的时代特征,是对新形势下卫生与健康工作的总要求,是推进健康中国建设和制定相关政策的基本遵循。一是体现了党"以人为本"的执政理念,解决了经济社会发展和健康的关系,树立了大卫生、大健康的观

念，将健康融入所有政策，推动健康危害的源头治理。二是明确了建设健康中国的战略主题和基本路径，触及了健康的本质：健康既是人们的权利，也是人们的责任；应由政府主导，全社会广泛参与，共建共享，实现全民健康。三是探索出一种符合中国国情的健康服务模式，提出供给侧结构性改革和构建整合型医疗服务体系要以基层为重点，创新了医疗服务供给模式。

第三节 国际经验角度

一、国际卫生策略

近半个世纪以来，在联合国和世界卫生组织（以下简称"WHO"）的倡导下，全球卫生策略发生了三次历史性变革。1977 年世界卫生组织提出人人享有初级卫生保健，2000 年健康被列入联合国千年发展核心目标，2015 年，"良好的健康与福祉，要求确保健康的生活方式，促进各年龄段人口的福祉"成为联合国可持续发展峰会确定的重要目标。

（一）人人享有初级卫生保健

《世界卫生组织宪章》提出，享受最高标准的健康是每个人的基本权利，政府对人民健康负有责任。1971—1972 年，WHO 对全球卫生状况做了调查，结果显示：发展中国家有 10 亿人生活极端贫困、收入极其低下，得不到基本的医疗卫生服务；70 多个国家的人均期望寿命在 55 岁以下，50 个国家的婴儿死亡率在 100‰以上；发展中国家的人民受到传染病和寄生虫病的威胁，而发达国家的人民则面临着因不良生活方式而产生的疾病的困扰。为提高全球人民的健康水平，1977 年第 30 届世界卫生大会上，WHO 提出了"2000 年人人享有卫生保健"（Health For All in 2000）的全球战略目标。为了推动实现这一目标，1978 年，WHO 和联合国儿童基金会在阿拉木图召开国际初级卫生保健会议，会议发表的《阿拉木图宣言》指出：推行初级卫生保健（Primary Health Care）是实现"2000 年人人享有卫生保健"这一目标的关键和基本途径。20 世纪 70 年代以来，WHO 的成员国政府和非政府组织日益接受"人人享有卫生保健"的策略，并将其作为努力改善健康的总目标。许多国家传染病发病率显著下降，全球人均期望寿命从 1950 年的 46 岁增加至 1995 年 65 岁，婴儿死亡率大幅降低，发达国家与发展中国家的健康水平差距逐步缩小。

（二）联合国千年发展目标

2000 年 9 月，189 个国家的代表在纽约通过《联合国千年宣言》，联合国提出"千年发展目标"。"千年发展目标"的目的是在 2015 年之前实现消除极端贫困和饥饿，普及小学教育，促进两性平等并赋予妇女权利，降低儿童死亡率，改善孕产妇保健状况，对抗艾滋病、疟疾以及其他疾病，确保环境的可持续能力，全球合作促进发展 8 项目标。同时，"千年发展目标"还包括 18 项具体指标、48 项评价指标。"千年发展目标"的 8 项目标中有 3 项与卫生直接相关，18 项具体目标中有 8 项与卫生相关，48 项评价指标中有 17 项与卫生直接有关。可见，健康被置于"千年发展目标"的核心地位。在"千年发展目标"的指导下，世界卫生组织在 2003 发布的全球卫生报告中提出了全民健康覆盖概念，号召各国政府完善筹资机制，确保所有人都可以获得所需的卫生服务而不会有大的经济风险或陷入贫困的危险。我国积极响应了这一号召，构建起覆盖城乡的全球最大的医疗保障体系。

（三）联合国可持续发展峰会

2015 年 8 月，联合国在纽约总部召开可持续发展峰会，150 多位国家元首和政府首脑齐聚一堂，通过一份推动世界和平与繁荣、促进人类可持续发展的文件——《变革我们的世界：2030 年可持续发展议程》。这项由联合国 193 个会员国共同达成的成果文件，提出了 17 项可持续发展目标，旨在从 2015 年到 2030 年以综合方式解决社会、经济和环境 3 个维度的发展问题，转向可持续发展。其中第三项目标为良好的健康与福祉，要求确保健康的生活方式，促进各年龄段人口的福祉。可持续发展目标的核心思想是全民参与，即动员全体人民通过采取健康的生活方式，自发保持身体健康。习近平主席出席了这次会议，并代表中国政府承诺了可持续发展目标。

二、发达国家的国民健康战略

国家健康战略属于国家战略的一部分，对于指导国家在健康领域的建设和发展具有重要意义。在把健康发展上升为国家战略方面，发达国家已有行动，在践行"全民健康覆盖"道路上做出了具有本国特色的尝试。

（一）美国

美国从 20 世纪 70 年代就开始实施国家健康战略，是成功实施国家健康战略的全球典范。1979 年，美国卫生、教育和福利部发布了《健康国民：关于健康促进和疾病预防的报告》（*Healthy People: the Surgeon General's Report on Health Promotion and Disease Prevention*）。该报告指出，从 1900 年以来，美国人口死亡率从 17‰ 下降到 9‰，婴儿死亡率也下降到历史最低点，各项健康指标良好，但同时政府健康支出也在快速增长，从 1960 年的 270 亿美元增长至

1978 年的 1 920 亿元，增幅超过 600%，健康支出占 GDP 的比重也由不足 6% 增长至 11%。如此巨大的健康消耗的重点却是在疾病和伤残的治疗上，预防措施花费仅占联邦政府健康总支出的 4%。该报告针对不同人群，提出了健康婴儿、健康儿童、健康青少年、健康成年人和健康老年人 5 个健康总目标，每个健康总目标包含若干子目标。这份报告影响巨大，确立了健康促进和疾病预防在卫生保健领域的重要地位，引导政府把对健康的关注重点从治疗疾病转移到主动预防上来。从此，美国开创了"健康国民计划"时代，美国政府每 10 年就会颁布一次"健康国民"计划，用以指导全民健康促进和疾病预防实践，从而提高国民的健康水平。1980 年，美国正式发布《促进健康与预防疾病：国家的目标》（*Promoting Health Prevention Disease：Objectives for the Nation*），确定了 15 个主题领域，每个主题领域下都有特定的目标，比如：婴儿出生死亡率要再下降 35%，15~24 岁青年死亡率降低 20% 等，旨在通过预防行为提高不同年龄、不同阶层人群的生活质量和健康水平，成功地唤醒了公众的健康意识。1990 年，美国发布的第二个十年计划——《健康国民 2000：全民健康促进与疾病预防目标》（*Healthy People* 2000：*National Health Promotion and Disease Prevention Objectives*），被世界卫生组织誉为"健康计划的样板"。该报告将"健康国民 2000"定义为一个"国家的机会"，强调它不应该被当作对联邦政府标准和要求的声明，应该是各方共同努力结果的产物，这也是"健康国民计划"首次强调多方合作、分担责任，而不是由卫生与公共服务部一家独揽健康领域。进入 21 世纪，美国又先后发布了 3 个十年健康国民计划，健康国民计划内容得到极大丰富和发展。从美国健康国民战略可以看出，这是一项可持续的国家健康促进计划。5 代健康国民战略的发布和实施，对美国社会起到了积极的作用。

（二）英国

英国是世界上较早开展健康战略研究的国家之一，其健康战略的制定始终围绕着国家卫生服务体系（National Health Service，NHS）的改革与发展而进行。2001 年，时任首相布莱尔要求英国卫生部门开展长远的健康发展战略研究，同年 3 月正式启动了"获得未来的健康——从长远角度看"的研究工作。研究小组经过 2 年的努力，对国家卫生服务制度未来 20 年的发展趋势进行了系统分析，并提出了长期发展战略。该研究小组还对 2022 年英国的 NHS 进行展望，认为 2022 年英国的 NHS 应该致力于实现高水平高质量的临床诊疗标准，满足患者和社会日益增长的健康期望，即以患者为中心，保障医疗服务供给的安全，提供快速而舒适的诊疗服务。此后，英国开展了一系列战略研究，先后发布《NHS 下一步的投资和改革计划》（*Delivering the NHS Plan*：*Next Steps on Investment*，*Next Steps on Reform*）、《选择健康》（*Choosing Health*）白皮书等文件，开展了"我们的 NHS，我们的未来"研究，不断调整和完善卫生改革与发展的目标及实现途径。2010 年，英国发布《健康的生活，健康的人：英国的公众健康战略》（*Healthy Lives*，*Healthy People*：*Our Strategy for Public Health in England*），开辟了公共卫生发展的新纪元，着力解决英国当下面临的肥胖、性传播疾病、毒品、酒精和烟草危害等健康挑战。

（三）加拿大

加拿大政府一直将实现和维持国民良好的健康状况、保证享有高质量的卫生服务及提高卫生服务可及性作为重点关注的目标。2001 年 4 月，加拿大政府成立了"未来健康委员会"，该委员会指定以 Roy J. Romanow 博士为首的研究小组开展加拿大国家健康战略的研究。研究过程中，研究小组充分借鉴以往的研究报告和研究成果，并在全国范围内开展了 12 次"公民对话"。研究发现，加拿大卫生系统面临的最大问题不是资金短缺，也不是效率低下，而是社会如何看待健康的问题，也就是社会的价值取向问题。2002 年 11 月，未来健康委员会向卫生部提交了一份名为"*Building on Value*：*the Future of Health Care in Canada*"的健康战略研究报告。报告基于《加拿大卫生法》，从社会价值取向的角度对卫生事业发展的未来趋势进行了系统研究，从可持续的医疗保健，健康、公民权利与联邦政府理念，信息、证据与理念，资助卫生服务提供者，初级卫生保健和预防，卫生服务的可及性、确保质量，关注农村和偏远地区，基本医疗服务，处方药，关注居民健康，健康与全球化 11 个方面进行了阐述和预测，并提出了 47 项建议。基于加拿大卫生事业发展状况以及未来健康委员会的研究报告，加拿大卫生部提出了国家健康战略的愿景、目标以及具体实施方案。加拿大国家战略的愿景是：基于国民的个人选择和条件，努力提升国民的健康水平，并使之成为世界上最健康的居民，其目的是帮助国民维持并改善他们的健康状况。围绕总体目标，加拿大还提出了分阶段的具体目标和优先发展的领域。加拿大健康战略以其价值观为指导，得到了政府各部门的大力支持和积极配合，也得到了全体居民的认可。

（四）日本

日本是较早推行并实施国家健康战略的国家之一，1964 年，日本内阁制定的"国民健康、体质增进"计划首次提出"疾病预防、增进健康"政策。1978 年，日本文部科学省制订并实施了第一次国民健康增进计划，提出了"健康一生"的理念。1988 年，以"疾病预防、增进健康"为主要出发点，日本制订实施了第二次国民健康增进战略，继续强调"健康一生"理念，推进以运动习惯的普及为重点，营养、运动、休养3要素并进的健康促进事业，力图实现以城镇模式为中心的健康文化都市构想。进入21世纪，在疾病谱发生变化、人口老龄化、医疗费用攀升、国民健康需求增加和国际新公共卫生运动影响的背景下，日本政府从预防保健入手，制订并实施第三次国民健康增进战略，即"健康日本21世纪计划"的十年计划，目的在于减轻疾病损伤带给社会的负担，延长国民健康寿命，提高生活质量，构建充满活力的社会。与前两次健康增进运动相比，"健康日本21世纪计划"首次提出了国家、地方政府、社会团体和个人共同参与并相互协作的理念。2002年，为配合"健康日本21世纪计划"的实施，日本颁布了《健康增进法》，以立法的形式界定了国家、地方政府相关部门、医疗保险以及国民的健康责任与义务，赋予"健康日本21世纪计划"以法律地位，以立法的形式保证各类健康增进项目的实施有法可依、有章可循。此外，为应对日益增长的医疗卫生需求、多元化发展的社会环境和价值观、不平衡差距增大、全球一体化等，日本厚生劳动省还提出"日本医疗保健2035行动计划"，旨在实现"人人享有世界最高水准的健康和医疗，构建让国民安心、满意，能理解接受的可持续发展的医疗卫生体系，为本国及全世界的繁荣作出贡献"，进一步充实了国家健康战略的内容。

第二章 健康四川的发展方向
与拟解决的关键问题

第一节 发展主题与发展目标

一、发展主题

理论基础。健康中国战略思想的形成，既是我国顺应国际卫生发展潮流，落实全球卫生策略的必然选择；也是我国深化医药卫生体制改革，推动供给侧结构性改革，促进健康与经济社会协调发展的内在要求。党和政府历来对人民健康高度重视，自 2009 年新一轮医改启动以来，尤其是党的十八大以来，习近平总书记强调，"健康是促进人的全面发展的必然要求，是经济社会发展的基础条件，是民族昌盛和国家富强的重要标志，也是广大人民群众的共同追求""没有全民健康，就没有全面小康""要把人民健康放在优先发展的战略地位""我们党从成立起就把保障人民健康同争取民族独立、人民解放的事业紧紧联系在一起"。同时，党和国家出台了一系列文件，为健康中国战略形成做出了明确的思想准备和政策导向。

发展理念。坚持以人民为中心的发展思想，是我们党一贯的工作方针。健康四川战略是为四川人民谋健康，因此坚持以人民为中心，是健康四川建设的核心理念；健康四川建设，要牢固树立"创新、协调、绿色、开放、共享"的新发展理念，创新健康服务模式；协调好健康发展与经济发展和各项社会事业发展的关系；构建生态文明支撑的健康发展模式，推动绿色医疗，促进人与自然和谐发展；秉承开放合作的理念，把健康发展与"一带一路"建设和对外开放结合起来；推动全民参与，实现共建共享。紧密结合四川经济社会发展实际，落实"五位一体"总体布局和"四个全面"战略布局，全面实施四川省"三大发展战略",把健康发展融入四川省经济社会发展的大格局,贯彻落实健康中国战略,坚持"以基层为重点,以改革创新为动力,预防为主,中西医并重,将健康融入所有政策,人民共建共享"的卫生与健康工作方针。

发展思路。健康四川建设努力方向包括6个方面:一是倡导健康观念,通过推进健康文明,帮助全体人民树立积极健康观,从生理、心理和社会生活等方面维护自身健康;二是普及健康生活,在全社会推行健康的生活方式、减少不良的生活方式和行为对健康的影响;三是优化健康服务,通过构建整合型医疗卫生服务体系向人民群众提供全方位全生命周期的健康服务;四是完善健康保障,通过不断完善医疗保障制度为居民健康提供资金保障;通过健全医药器械供应保障为健康服务提供物质条件保障;通过强化监管为居民健康提供安全保障;五是建设健康环境,构建良好的社会环境和生态环境;六是发展健康产业,全方位、全生命周期维护和保障人民健康,大幅提高人民健康水平,为实现"两个一百年"奋斗目标和谱写中国梦四川篇章提供坚实的健康基础。

二、发展目标

健康四川的发展目标分为以下3个阶段目标。

强力推进阶段(2017—2020年)。此阶段的主要目标是建立健全覆盖城乡居民的基本医疗卫生制度,健康服务体系趋于完善,健康服务新业态基本形成,人人享有基本医疗卫生服务和基本体育健身服务,主要健康指标达到或超过全国平均水平。

攻坚克难阶段(2021—2025年)。此阶段的主要目标是基本形成全民健康制度体系,健康服务能力显著提升,健康保障基本完善,全民健康素养持续提高,健康环境得到改善,健康产业大力发展,卫生与健康事业发展在西部地区领先。

全面实现阶段(2026—2030年)。此阶段的主要目标是全民健康制度体系更加完善,健康领域发展更加协调,健康生活方式得到普及,健康环境显著改善,健康产业繁荣发展,健康水平进一步提升,人人享有高质量、均等化的健康服务和健康保障,主要健康指标达到全国平均水平以上,其中成都市达到全国中心城市健康整体水平。

第二节　健康四川实施策略

《"健康四川 2030"规划纲要》把控制和治理危害健康的主要危险因素作为落实健康四川战略的主要策略，通过开展对 4 大健康危险因素的源头治理、综合治理和系统治理，为居民提供全方位、全生命周期的健康服务。具体策略如下：

一、生物危害防控策略

在健康危险因素中，生物因素对健康危害的贡献率约占 18%，也就是说，控制好生物因素对人群健康的影响，有可能降低 18%的健康危害。生物因素主要包括 4 个方面的影响。一是减少遗传因素对健康的危害。由遗传缺陷或婚配原因造成遗传疾病或出生缺陷的情况在四川省仍然存在，因此推进优生优育、持续将免费婚前医学检查和孕前优生健康检查纳入政府民生工程、最大限度地减少遗传疾病和出生缺陷的发生，是四川省生物防控策略的重要举措。二是加强传染病防控。四川省传统传染病与新发传染病并存，结核、肝炎等传统传染病在四川省发病率仍然不低，包虫病、血吸虫病等地方性传染病依然存在，艾滋病传染病患病率相对较高，生物性传染性疾病防控压力依然严峻。加大传染病防控力度，逐步控制直至消除传统传染病对人群健康的影响，是健康四川建设的重要策略。三是加强转基因技术、基因治疗技术对人类健康远期影响研究，避免人工生物危害发生，严格防范生物实验对健康的风险。四是针对不同年龄阶段人群生物学特性实施不同医疗保健措施，特别要做好妇女儿童保健工作，推进健康老龄化。

二、环境危害治理策略

环境影响对健康影响的贡献率约为 22%，包括自然环境的影响和社会环境的影响。自然环境对健康的影响主要表现为存在于土壤、大气、水中对人体健康有害的物理和化学因素。社会环境包括社会制度、社会组织和人际关系。营造有利于身心健康的社会环境，能够促进整个社会向健康文明的方向持续发展。四川省环境治理策略重点包括 4 个方面：一是加强自然环境源头保护，强化四川西部高原地区生态环境保护，为四川省乃至全国提供良好的环境基础；二是加强重点地区、重点排污点的环境治理，为人民群众创造良好的生存环境；三是推动生态城市、健康城市建设，把健康要素、公共卫生设施纳入城镇化建设，推动城市建设向国家健康城市标准发展；四是强化生产生活微环境治理，在去产能、减排放的同时加强生产环境监测和执法。推进健康社区建设，改善人民居家环境，营造追求低碳生活、扼守健康道德的生活微环境。

三、健康服务创新策略

健康服务因素对人群健康影响的贡献率为16%~18%，其影响形式通常表现为医疗卫生服务供给不足，或是卫生资源配置不足、分布失衡，或是健康服务模式不能满足人民群众的需求，或是服务水平和服务能力有限。健康四川的健康服务创新策略主要包括：第一，建立以生命周期为主线，医防一体、防治结合、上下联动、功能完善的整合型医疗卫生服务体系；第二，充分利用信息化手段，开展以健康管理为主要形式的"互联网+健康医疗"服务，推动健康服务进入家庭、融入生活；第三，加强医学科学研究，提高医疗服务技术水平，为四川省人民提供高质量的医疗服务；第四，大力发展健康服务业，鼓励社会办医，满足人民群众多层次健康需求；第五，推行"绿色医疗"，控制医源性损害和医源性疾病的发生，把中医思想和中医技术融入医疗服务全过程，推动医疗服务向绿色、环保、无害和人性化方向发展。

四、健康文明推进策略

不正确的行为以及生活方式是威胁人类健康的主要因素。事实上，个人行为、生活方式的背后有着深刻的文化影响，一个民族的健康行为主要是由文明程度所决定的。推进健康文明建设，需要从以下4个方面入手：一是要把健康文明融入社会主义精神文明建设，推动健康与整个社会文明进步共同发展；二是崇尚道德健康，引导全体居民把采取健康行为作为修身养性的重要内容，树立科学的健康观，从生理、心理和社会生活等方面增进人民健康；三是倡导健康积极的行为生活方式，普及合理的营养知识，保障中小学生营养食品，减少健康危害因素，大力推进全民健身运动，把强身健体作为兴国安邦的重要举措之一。

第三节　健康四川重点领域

按照《"健康四川2030"规划纲要》，四川省重点从推进全民预防保健、提供优质高效的医疗服务、发展康复及健康养老服务、完善全民健康保障、普及健康生活、建设健康环境、发展健康产业、推进健康人力资源建设与科技创新 8 个方面全力推进健康四川建设。

一、推进全民预防保健

第一，完善公共卫生服务体系。100%的市级疾病预防控制中心达到三级乙等以上标准，100%的市级妇幼保健与计划生育技术机构达到二级以上标准，100%的市（州）血站达到四川省血站建设基本标准。

第二，加强健康教育与健康促进。2017 年印发的《"健康四川 2030"规划纲要》提出，到 2020 年和 2030 年，全民健康生活方式行动分别覆盖四川省 90%以上和 100%的县（市、区）。强化个人健康责任，有效控制影响健康的生活行为因素。加强学校健康教育，将健康教育纳入国民教育体系。

第三，强化均等化的基本公共卫生服务。加强四川省各级促进基本公共卫生服务均等化指导中心建设，实施国家和四川省基本公共卫生服务项目和重大公共卫生服务项目。

第四，加强重点疾病防控。实施慢性病综合防控，到 2030 年实现四川省重大慢性病过早死亡率比 2015 年下降 30%，总体癌症 5 年生存率比 2015 年提高 15%，12 岁儿童患龋率控制在 25%以内。

第五，提高妇幼健康与计划生育服务水平。实施母婴安全计划、健康儿童计划和健康妇女计划。完善计划生育服务管理，到 2030 年四川省出生人口性别比实现自然平衡。

二、提供优质高效的医疗服务

第一，构建整合型医疗服务体系。构建具有国际影响力的西部医学中心，构建省级区域医疗中心，鼓励建设一批达到二级水平的基层医疗卫生机构。到 2030 年，四川省形成 15 分钟基本医疗卫生服务圈。

第二，创新医疗服务供给模式。建立"三位一体"的重大疾病防治机制，完善家庭医生签约服务制度，全面建立完善的分级诊疗制度。

第三，提高医疗服务水平和质量。建立健全省、市、县三级医疗质量控制体系，建设四川省范围的全信息化医疗质量管理与控制平台，再住院率、抗菌药物使用率等主要医疗质量指标达到或接近国内领先水平。全面实施临床路径管理，提升医疗服务满意度，基本实现同级医疗机构检查、检验结果互认。

第四，提供中医药特色服务。发展中医药治未病与养生保健服务，建设西部地区一流、国内领先的中医治未病服务技术、研究和指导中心，建设 10 个以上市、县中医药养生保健服务示范区、50个四川省示范性中医药养生保健星级服务机构，二级以上中医医院开设老年病科比例达70%以上；提高中医药服务能力，所有社区卫生服务机构和乡镇卫生院、90%以上的村卫生室能够提供中医药服务。建设区域性中医医疗服务中心，建好中医医疗联合体，建立一支覆盖四川省、辐射西部和影响全国的中医药应急医疗队伍。

三、发展康复及健康养老服务

第一，健全康复和医养结合体系。建立由省、市、县、乡四级医疗机构组成的康复服务体系，推动二级以上综合医院与养老机构组建医疗养老联合体。

第二，促进健康老龄化。营造老年人健康生活环境，建立并完善覆盖城乡的健康养老服务体系，为老年人提供一体化健康与养老服务。

第三，提高残疾人康复水平。到2020年，实现家庭医生与残疾人服务签约率达到80%，确保残疾人基本康复服务覆盖率达80%以上。

四、完善全民健康保障

第一，健全全民医保体系。健全以基本医疗保障为主体、其他多种形式保险和商业健康保险为补充的多层次医疗保障体系，逐步建立四川省统一的城乡居民基本医保制度。

第二，完善医保管理服务体系。推动实现跨省异地就医直接结算，建立基本医保精算管理，全面建立并严格落实医疗保险基金预算管理，全面推进医保支付方式改革。

第三，大力发展商业健康保险。支持商业保险机构参与医保经办服务，到2030年，商业健康保险赔付支出占卫生总费用比重显著提高。

第四，提高贫困和低收入人群健康保障水平。积极开展健康扶贫工作，认真实施"五大行动"，开展"贫困人群医疗救助扶持行动"，实施贫困人口"十免四补助"；开展多种专项免费医疗服务，实现慢性病门诊维持诊疗个人支付占比控制在10%以内的目标。

第五，提高民族地区健康保障水平。实现民族地区参保率全覆盖，加大民族医药基本建设项目和专项资金投入力度，大力培育民族地区卫生人才，加强民族地区县、乡、村三级医疗卫生服务网络建设。

第六，健全药械供应保障体系。推进形成现代流通新体系，建立"五位一体"的集中采购格局。严格控制贵重药械采购使用比例，进一步降低群众用药负担。

五、普及健康生活

第一，加强全民健身服务体系建设。完善全民健身公共服务体系，构建和完善县、乡、村三级全民健身设施网络和城市社区15分钟健身圈；到2030年人均体育场地面积达到2平方米，社会体育指导员总人数达到23万人以上；推动全民健身生活化，到2030年经常参加体育锻炼人数达到3300万人，学校体育场地设施与器材配置达标率达到100%，青少年学生每周参与体育活动达到中等强度3次以上；《国家学生体质健康标准》合格率达到93%以上，优良率达到30%以上。

第二，推进全民营养计划。到2030年，营养缺乏疾病发生率显著下降，四川省人均每日食盐摄入量降低20%，居民超重、肥胖的增长速度明显放缓。

第三，提升心理健康水平。到2030年，四川省五级精防网络无空白区，每10万人口精神科执业（助理）医师数不少于3.5人，抑郁症、焦虑症、阿尔茨海默病、儿童孤独症等疾病的治疗率在现有基础上提升70%，各部门的严重精神障碍患者信息共享率达100%。

第四，强化控烟限酒。到2030年，逐步实现室内公共场所全面禁烟，15岁以上人群吸烟率降至20%以下。加强限酒健康教育，加强烟酒生产与销售监管，严禁向未成年人销售烟酒。

第五，减少不安全性行为和毒品危害。加强性健康教育，实施针对性健康干预。加强执法监督和网上巡查，有效遏制淫秽色情、卖淫嫖娼等社会现象，有效封堵、删除网络色情等有害信息；严厉打击制毒贩毒，依法对吸毒者采取戒毒措施，加强四川省戒毒医疗服务体系建设，加强医疗机构毒麻药品管制。

六、建设健康环境

第一，深入开展爱国卫生运动。持续推进城乡环境卫生整洁行动，力争到2030年四川省基本完成农村户厕无害化建设改造，力争到2030年四川省国家卫生城市、乡镇（县城）覆盖率分别达50%、10%以上，有条件的市（州）实现全覆盖；建设健康城市、健康村镇，到2030年建成一批健康城市、健康村镇建设示范市和示范村镇。

第二，营造健康的公共安全环境。强化采矿、危险化学品等重点行业领域安全生产监管；推进职业病危害源头治理；促进道路交通安全，到2030年力争实现道路交通万车死亡率下降40%；预防和减少伤害，加强社会面安全防范控制；加强突发事件应急处置，到2030年城乡公共消防设施基本实现全覆盖，建立起覆盖四川省、较为完善的紧急医学救援网络，突发事件卫生应急处置能力和紧急医学救援能力达到世界发达国家水平；力争将道路交通事故死伤比基本降低到中等发达国家水平；构建完善的口岸公共卫生体系。

第三，治理影响健康的环境问题。一是加强对大气、水、土壤污染防治。确保尚未达标的地级城市空气质量逐年改善、已达标的地级城市空气质量持续优化。2017年印发的《"健康四川2030"规划纲要》提出，到2020年，岷江、沱江、嘉陵江干流及其一级支流基本消除劣V类水体，县级以上饮用水水源水质全面达标，市（州）政府所在地城市建成区黑臭水体均控制在10%以内。打好土壤污染防治攻坚战，到2020年重点区域土壤污染加重趋势得到有效遏制，土壤环境质量总体保持稳定。二是实施工业污染源全面达标排放计划。三是建立健全环境与健康风险评估制度。四是保障食品药品安全。加强农产品和食品安全监管，食品污染物和有害因素监测网络覆盖所有县级行政区域并向乡镇延伸。到2030年四川省食品检验量不低于4份/千人·年；加强药品安全监管，形成全品种、全过程、全环节完整追溯和监管链条。

七、发展健康产业

一是完善多元办医格局。推进和实现非营利性医院与公立医院同等待遇。支持社会办医疗机构和公立医疗机构建立双向转诊服务机制，或共同构建区域医疗联合体。

二是加快药品及医疗器械产业发展。推动医药产业结构调整和转型升级，到2030年实现医药产业从生产型制造向服务型制造转变。

三是推进绿色食品、品牌餐饮产业发展。稳步扩大总量规模，大力引导发展绿色食品。加快健康餐饮产业升级，打造健康、放心的品牌餐饮企业。

四是促进"互联网+健康医疗"产业发展。培育互联网健康生态体系，形成优势互补的健康服务产业集群，打造互联网健康服务完整产业链。

五是发展健身休闲运动产业。加快构建"一极两带三区多园"的体育产业区域布局，推动体育与健康养老服务、文化创意和设计服务、教育培训等融合，加强四川省体育产业与旅游产业交互融合。

六是发展健康服务新业态。鼓励举办健康管理咨询和体检机构，引导发展专业的医学检验中心、医疗影像中心、病理中心和血液透析中心等。

第四节　拟解决的关键问题

一、解决健康与经济社会发展不协调问题

长期以来，卫生健康事业作为政府实行一定福利政策的社会公益事业，由国家财政予以保障，发挥着为经济社会发展保驾护航的作用。新中国成立以来，党和国家高度重视人民健康问题，国民总体健康水平和身体素质已优于中高收入国家平均水平，为建设社会主义现代化强国奠定了坚实的健康基础。然而，随着工业化和城镇化的推进，人口老龄化、疾病谱变化、生态环境及生活方式变化等，四川省健康服务供给总体不足与需求不断增长之间的矛盾依然突出，健康领域发展与经济社会发展的协调性有待增强，需要从战略层面统筹解决关系健康的重大和长远问题。健康四川建设同《"健康中国 2030"规划纲要》一致，把健康发展作为经济社会发展的重要部分和优先发展领域，体现了对卫生健康发展的新认识。

二、用社会治理的手段解决健康问题

健康四川建设的核心是从大卫生、大健康的观念出发，动员全社会力量，共同参与全民健康维护。所以，推动全民健康发展，除了通过发展健康服务，提升服务水平外，更重要的是采用社会治理的方法对自然环境和社会环境进行治理，以此来推动健康危害的源头治理。具体的治理策略有 3 个方面。一是制度治理，健康四川战略要求"健康融入所有政策"，这是对政府行为的治理，要求政府各部门在制定政策要充分考虑其政策对健康的影响，把政策制定作为推进健康的重要手段。二是生态环境治理《"健康四川 2030"规划纲要》对土壤、水和大气污染提出了明确的控制目标，并建立了一整套制度来确保这些目标的实现。三是行为规制，要求通过普及健康文明，提升健康素养，强化道德健康，增强个人健康责任以达成对个人健康行为的治理；构建健康的生活方式，形成人人热爱健康、人人追求健康、人人生活健康的良好局面。

三、探索卫生健康发展的新模式

探索健康发展新模式是健康四川建设的另一重要使命，需要重点探索两个方面的模式。一是探索一条符合省情的健康保障模式。在卫生经济学界，国际健康保障模式可以归纳为 3 种：欠发达国家生产性健康保障模式、发达国家的

福利性健康保障模式、美国式的健康带动发展型保障模式。四川省力图探索一条与国情和省情相符合的健康保障模式：即基本医疗卫生服务走福利性健康保障的道路，特需健康服务走商业保险道路。二是探索一条符合四川省情的健康服务模式。构建整合型医疗服务体系，向四川省城乡居民提供以生命周期为主线的全方位的健康服务，推进健康服务融入生活。

第三章　健康四川的实施进展

中共四川省委、四川省人民政府认真贯彻落实党中央决策部署，把卫生与健康工作放在事关发展全局的高度来谋划推进，牢固树立新发展理念，坚持中国特色卫生与健康发展道路，坚持新时代卫生与健康工作方针，以提高人民健康水平为核心，加快转变卫生与健康发展方式，加快推进健康四川建设，于2017年印发《"健康四川2030"规划纲要》和《关于加快推进卫生与健康事业发展的意见》。四川省卫生健康委员会等28个省级相关部门联合印发《健康四川十三项行动计划（2017—2020年）》，努力全方位全周期保障人民健康，为推进四川省"两个跨越"、谱写中国梦四川篇章打下坚实基础。

第一节　总体目标及主要指标的实现情况

一、总体完成情况

总体上看，在《"健康四川2030"规划纲要》强力推进阶段，四川省全面贯彻落实习近平总书记对四川工作系列重要指示精神，认真落实四川省委"一干多支"发展战略，健康四川行动全面推开，爱国卫生运动深入开展，人民群众获得感幸福感安全感不断增强。健康四川行动成效明显，健康扶贫圆满收官；综合医改试点纵深推进，覆盖城乡居民的基本医疗卫生制度建立健全，健康服务体系趋于完善；公共卫生服务能力显著增强，医疗卫生服务水平实现跃升，中医药服务体系不断完善；重点人群健康服务扎实推进，全生命周期健康得到有效维护；全民医保制度更加健全，全民健康素养大幅提高，健康危险因素有效控制，有利于健康的生产生活环境初步形成，人人享有基本体育健身服务，健康服务新业态基本形成；人才优先战略深入实施，卫生健康科技创新实力整体提升，信息化建设卓有成效。2015—2020年，居民人均预期寿命从76.38岁提高到77.56岁，孕产妇死亡率、婴儿死亡率、5岁以下儿童死亡率分别从 21.68/10 万、7.80‰、8.92‰降至 16.84/10 万、5.22‰、7.30‰；主要健康指标总体上优于全国平均水平，规划阶段性目标任务胜利完成，构筑起保护人民生命安全和身体健康的有力屏障，为四川省奋力推动治蜀兴川再上新台阶打下坚实的健康基础。

二、主要指标完成情况

《"健康中国 2030"规划纲要》确定了 13 项主要健康指标。《"健康四川 2030"规划纲要》结合四川实际，在国家健康指标基础上增加了 11 项指标，共 24 项指标。评估的 24 项指标中，有 21 项已完成 2020 年目标，有 3 项未完成目标。具体情况见表 3.1。

（一）健康水平指标

1. 人均预期寿命

2015—2020 年，四川省人均预期寿命从 76.38 岁上升为 77.56 岁，完成了 2020 年该指标达 77.3 岁的规划目标。

2. 婴儿死亡率

2015—2020 年，四川省婴儿死亡率由 7.80‰下降至 5.22‰，完成了 2020 年该指标为 6.5‰的规划目标。

3. 5 岁以下儿童死亡率

2015—2020 年，四川省 5 岁以下儿童死亡率由 8.92‰下降为 7.30‰，完成了 2020 年该指标为 7.5‰的规划目标。

4. 孕产妇死亡率

2015—2020 年，四川省孕产妇死亡率由 21.68/10 万下降为 16.84/10 万，完成了 2020 年该指标为 19/10 万的规划目标。

5. 城乡居民达到《国民体质测定标准》合格以上的人数比例

2014—2020 年，四川省城乡居民达到《国民体质测定标准》合格以上的人数比例从 83.7%提高到 87.5%，完成了 2020 年该指标达 87.2%的规划目标。

（二）重点疾病控制指标

1. 符合治疗条件的艾滋病病毒感染者和病人接受抗病毒治疗比例

2015—2020 年，四川省符合治疗条件的艾滋病病毒感染者和病人接受抗病毒治疗比例由 78.6%上升为 95.16%，完成了 2020 年该指标≥90%的规划目标。

2. 肺结核发病率

2015—2020 年，四川省肺结核发病率由 67.13/10 万下降为 55.19/10 万，完成了 2020 年该指标≤58/10 万的规划目标。

3. 乙肝表面抗原阳性率

四川省乙肝表面抗原阳性率从 2015 年的 5.8% 下降到 2018 年的 4.30%，当年已提前完成 2020 年该指标为 4.8% 的规划目标。但 2020 年该指标的监测值为 6.09%。据了解，2020 年乙肝表面抗原阳性率结果为全国病毒性肝炎免疫效果评价调查结果，本次调查选择的雅安市汉源县、凉山州越西县乙肝发病率远超过四川省总体水平，2020 年数据不能完全代表四川省实际情况。

4. 高血压患者规范管理率

2015—2020 年，四川省高血压患者规范管理率从 57.88% 上升到 79.75%，已经很接近 2020 年该指标达 80% 的规划目标。

5. 糖尿病患者规范管理率

2015—2020 年，四川省糖尿病患者规范管理率从 46.96% 上升到 76.78%，完成了 2020 年该指标达 70% 的规划目标。

6. 重点地区、重点癌症早诊率

2015—2020 年，四川省重点地区、重点癌症早诊率从 55.56% 上升到 85.34%，完成了 2020 年该指标达 60% 的规划目标。

（三）健康生活指标

1. 居民健康素养水平

2015—2020 年，四川省居民健康素养水平从 8% 上升到 23.6%，完成了 2020 年该指标达 20% 的规划目标。

2. 中小学健康教育课开课率

2015—2020 年，四川省中小学健康教育课开课率从 60% 上升到 100%，完成了 2020 年该指标达 85% 的规划目标。

3. 经常参加体育锻炼人数

2015—2020 年，四川省经常参加体育锻炼人数从 2 380 万人提升到 2 820 万人，完成了 2020 年该指标达 2 700 万人的规划目标。

4. 人均体育场地面积

2015—2020 年，四川省人均体育场地面积从 0.9 平方米增加到 1.58 平方米，完成了 2020 年该指标达 1.1 平方米的规划目标。

（四）健康服务指标

1. 重大慢性病过早死亡率

2015—2020 年，四川省重大慢病过早死亡率从 18.74% 降至 16.95%，较 2015 年下降 9.55%，已经很接近 2020 年该指标"较 2015 年下降 10%"的规划目标。

2. 每千常住人口执业（助理）医师数

2015—2020 年，四川省每千常住人口执业（助理）医师数从 2.22 人上升至 2.81 人，完成了 2020 年该指标达 2.5 人的规划目标。

3. 个人卫生支出占卫生总费用的比重

2015—2020 年，四川省个人卫生支出占卫生总费用的比重从 29.67% 下降至 27.68%，完成了 2020 年该指标<30%的规划目标。

（五）健康环境指标

1. 地级及以上城市空气质量优良天数比率

2015—2020 年，四川省地级及以上城市空气质量优良天数比率从 80.5% 提升至 90.7%，完成了 2020 年该指标达 83.5% 的规划目标。

2. 地表水质量达到或好于Ⅲ类水体比例

2015—2020 年，四川省地表水质量达到或好于Ⅲ类水体比例由 62% 大幅提升至 98.9%，完成了 2020 年该指标达 82% 的规划目标。

3. 地级及以上城市细颗粒物（$PM_{2.5}$）年均浓度

2015—2020 年，四川省地级及以上城市细颗粒物（$PM_{2.5}$）年均浓度由 47.5% 下降为 31%，实际较 2015 年下降 34.7%，完成了 2020 年该指标"未达标城市较 2015 年下降 18%"的规划目标。

4. 地级及以上城市集中式饮用水水源水质达到或优于Ⅲ类比例（%）

2015—2020 年，四川省地级及以上城市集中式饮用水水源水质达到或优于Ⅲ类比例从 95.2% 上升至 100%，完成了 2020 年该指标为 97.6% 的规划目标。

5. 地下水质量考核点位极差比例

2015—2020 年，四川省地下水质量考核点位极差比例从 5.9% 左右降至 0，完成了 2020 年该指标"控制在 5.9 左右"的规划目标。

（六）健康产业指标

1. 健康服务业总规模

2015—2020 年，四川省健康服务业总规模从 2 790 亿元大幅提升至 7 100 亿元，完成了 2020 年该指标达 4 000 亿元的规划目标。

表 3.1 健康四川建设主要指标统计表

领域	指标	2015年实际值	2020年目标值	2020年实际值	2030年目标值	2020年目标完成情况
健康水平	人均预期寿命/岁	76.38	77.3	77.56	79	完成
	婴儿死亡率/‰	7.80	6.5	5.22	5	完成
	5岁以下儿童死亡率/‰	8.92	7.5	7.30	6	完成
	孕产妇死亡率/10万	21.68	19	16.84	12	完成
	城乡居民达到《国民体质测定标准》合格以上的人数比例/%	83.7(2014年)	87.2	87.5	92	完成
重点疾病控制	符合治疗条件的艾滋病病毒感染者和病人接受抗病毒治疗比例/%	78.6	≥90	95.16	≥93	完成
	肺结核发病率/10万	67.13	≤58	55.19	≤40	完成
	乙肝表面抗原阳性率/%	5.8	4.8	6.09	4.2	未完成
	高血压患者规范管理率/%	57.88	80	79.75	85	未完成
	糖尿病患者规范管理率/%	46.96	70	76.78	75	完成
健康生活	重点地区、重点癌症早诊率/%	55.56	60	85.34	65	完成
	居民健康素养水平/%	8	20	23.6	30	完成
	中小学健康教育课开课率/%	60	85	100	100	完成
	经常参加体育锻炼人数/万人	2 380	2 700	2 820	3 300	完成
	人均体育场地面积/平方米	0.9	1.1	1.58	2.0	完成

表3.1（续）

领域	指标	2015年实际值	2020年目标值	2020年实际值	2030年目标值	2020年目标完成情况
健康服务	重大慢性病过早死亡率/%	18.74	较2015年下降10%	16.95	较2015年下降30%	未完成
	每千常住人口执业（助理）医师数/人	2.22	2.5	2.81	3	完成
	个人卫生支出占卫生总费用的比重/%	29.67	<30	27.68	<30	完成
	地级及以上城市空气质量优良天数比率/%	80.5	83.5	90.7	持续改善	完成
	地表水质量达到或好于Ⅲ类水体比例/%	62	82	98.9	持续改善	完成
健康环境	地级及以上城市细颗粒物（PM$_{2.5}$）年均浓度/%	47.5	未达标城市较2015年下降18%	31	持续改善	完成
	地级及以上城市集中式饮用水水源达到或优于Ⅲ类比例/%	95.2	97.6	100	100	完成
	地下水质量考核点位极差比例/%	5.9左右	控制在5.9左右	0	持续改善	完成
健康产业	健康服务业总规模/亿元	2 790	4 000	7 100	5 800	完成

第二节　普及健康生活

一、加强健康教育与健康促进

（一）提升全民健康素养

1. 大力开展健康促进县（区）建设

健康促进县（区）建设工作是推进健康中国战略、健康四川战略的有力抓手和有效实践，是不断提高居民健康素养水平的综合性干预工程。四川省发布《关于印发四川省全民健康素养促进行动规划（2017—2020 年）的通知》《四川省全民健康生活方式行动实施方案（2017—2025 年）》，制定了四川省健康促进行动总体目标。通过健康促进县（区）建设工作，各县（区）普遍建立了党委政府主导、部门联动、全社会参与的工作模式，这些地区的党委政府积极推动，将健康融入所有政策，把健康促进县（区）的建设纳入政府重点工作，明确部门职责，落实经费保障，探索建立公共政策健康评价制度。截至 2020 年年底，四川省已建成健康促进县（区）41 个，其中 9 个为国家级健康促进县（区）。四川省健康促进县（区）建设工作在全国名列前茅，每批均有 1 个县（区）获评优秀，并作为典型在全国推广，是连续获此殊荣的六个省（市）之一。

2. 积极通过多途径、多平台开展健康教育

四川省结合基本公共卫生服务、健康扶贫、各类卫生日宣传、疫情防控、重大疾病防控、全民健康生活方式行动、健康四川行动等相关工作，通过打造健康环境、健康巡讲、新媒体及传统媒体、设置宣传栏、发放宣传材料等各种途径大力开展居民健康教育。

3. 积极拓展居民健康素养监测覆盖面

按照中国健康教育中心监测方案，四川省每年在 14 个国家监测点开展居民健康素养监测。2019 年和 2020 年，四川省的居民健康素养水平分别为 19.4% 和 23.6%，高于全国平均水平。

4. 全面推进全民健康生活方式行动

四川省全民健康生活方式行动县（市、区）覆盖率达 100%，全部市州县区启动了"三减三健"专项行动。截至 2020 年年底，各地开展工作技术培训 2.4 万余人次，举办现场活动和健康讲座近 4 000 场，新创无烟环境 300 余个，培训健康生活方式指导员 2.4 万余人，建设九大支持性环境近 500 个等，成功

举办四川省第五届"万步有约"职业人群健走激励大奖赛，累计有 37 个地区 1.7 万余人参与。

（二）推进学校健康教育

1. 高度重视健康课程

四川省将健康教育课作为大中小学校素质教育重要内容。完善学校健康教育工作机制，坚持将"五育并举、三全育人"教育理念融入教育实践，做到教学大纲、计划、课时、师资、教学资料"五落实"；在教材中安排针对青少年学生的卫生健康知识教育，组织大学生系列"禁毒防艾"专题健康宣传教育；将学校健康纳入素质教育均衡发展体系，将儿童青少年身心健康纳入义务教育质量监测评价体系，推行寒暑假体育作业制度，确保学生上好体育与健康课，保障学生每天校内外活动各 1 小时。四川省中小学校体育与健康课程开课率由 2015 年的 60% 增长至 100%，2020 年眼保健操和大课间活动普及率达 100%。

2. 加强学校健康教育师资队伍建设

持续加强学校健康教育师资队伍建设，强化师资能力提升培训。在"国培计划"示范性项目中，开展中小学健康教育培训，特别针对凉山州和四川省普通高校开展"禁毒防艾"骨干教师培训。

3. 加强学校心理健康教育

坚持课程引领推进健康教育，把心理健康教育始终贯穿教育教学全过程，按要求配齐配足心理健康专职教师，在中小学校配备专（兼）职心理健康教师的比例超过 70%。积极开展心理健康知识普及教育，特别针对中小学校和校外活动场所开展新生入学适应、人际交往、青春期教育、考前减压、女生心理保健等内容丰富、针对性强的团体心理辅导活动；对有心理困惑或心理问题的学生进行有效的个别辅导，将心理健康教育始终贯穿教育教学全过程。

二、培养自律的健康行为

（一）积极引导合理膳食

1. 强化组织领导

2020 年 7 月，参照国家的做法，四川成立了由省卫生健康委、教育厅、农业农村厅、省体育局等 22 个部门（单位）组成的四川省国民营养健康指导委员会（简称"省营养委"），并制定了相关工作规则；此外，成立了"健康四川"合理膳食专项行动领导小组和专家组。通过以上措施，四川省建立了部门协作、各方联动的工作机制，促进了四川省国民营养计划与合理膳食行动相关工作的领导、协调和指导。

2. 推进专项行动

按照健康四川行动推进委员会统一部署，四川省制定了《健康四川——合理膳食专项行动方案（2020—2030年）》。该方案聚焦四川人饮食特点及突出的地方问题，细化了14条重点工作任务，能有效助力"健康四川"建设。2018年，在综合考虑四川省各地经济发展水平、人口构成、工作基础条件等因素的前提下，选择成都市新津县①、青白江区和绵阳市游仙区、三台县4个县（区）作为国民营养计划工作试点县（区），并争取到省级财政经费用于国民营养计划试点。2019年，举办了四川省营养健康工作相关培训班，邀请了国家卫生健康委员会、国家疾病预防控制中心、四川大学华西医院等部门和单位的领导专家进行授课，并请试点县（区）对试点工作进行交流。2020年7月，在崇州市白头镇五星村隆重举行"健康四川——合理膳食专项行动"启动仪式。

3. 组织宣传活动

四川省每年以食品安全宣传周、全民营养周为契机，组织省市县三级共同开展食品安全与营养健康宣传活动。按照相关活动进社区、进乡村、进学校、进超市、进餐厅的"五进"要求，四川省广泛征集志愿者，呈现出政府积极主导、社会广泛参与、人人尽责尽力的局面，取得了良好的宣传效果。四川省积极推动营养健康科普宣教常态化，2020年在"健康四川官微"公众号开设了"食品安全与营养健康系列科普"栏目，及时发布相关科普知识，定期向公众推送相关领域科普文章；数篇文章先后被人民网、《四川日报》、川报观察等多家国家或省级媒体转载。

4. 加强膳食指导

四川省发布《四川居民膳食指导》，推广并普及具有地方饮食特色的、适宜的合理膳食知识和技能。按照国家工作要求，四川省定期开展人群营养健康状况和食物成分分析。在各类科普宣教活动中，各级疾病预防控制中心及相关参与人员重点针对婴幼儿、中小学生、老年人等6类重点人群进行营养改善与指导。

5. 举办技能竞赛

2020年，四川省举办了"四川省第一届营养配餐技能竞赛"。通过开展营养配餐技能竞赛活动，四川省让营养相关从业人员学习、运用到平衡膳食的理

---

① 2020年，四川省人民政府已经同意撤销新津县设立新津区的批复。

论，研究开发减盐、控油、少糖烹饪的新技术、新配方、新菜品，打造了一支懂理论、会操作、能科普的专业人才队伍；四川省向公众普及营养知识，宣传合理膳食理念，提高全民健康水平，并倡导"厉行节约、反对浪费"的社会风尚。

6. 推动试点建设

2021 年，四川省印发了《四川省营养健康食堂试点建设工作实施方案》，四川省机关、企事业单位、医疗卫生机构、学校、养老机构等单位开展营养健康食堂试点建设。

7. 创建创新平台

四川省贯彻中央关于创新发展的指示精神，按照国家卫生健康委要求，在四川省组织开展"区域性营养创新平台"申报创建工作。2020 年 9 月，四川省组织国家成都农业科技中心申报建设"西南农业与营养健康协同创新中心"，助推营养型农业高质量发展。同年 11 月，该中心启动会在成都市新津区天府农博园顺利举行。

（二）推进无烟环境建设

1. 做好青少年烟草流行监测

四川省在成都市青羊区、成都市新都区、泸州市叙永县、德阳市旌阳区、遂宁市射洪县、内江市东兴区、眉山市仁寿县、广安市广安区、达州市渠县、凉山州喜德县 10 个监测点开展青少年烟草流行调查工作。

2. 大力加强无烟环境建设

四川省要求全面推进无烟环境建设，巩固无烟卫生健康系统创建。四川省通过"文明城市""卫生城市""健康促进市县"创建等推进无烟环境建设，将无烟单位列入健康促进学校、医院、企业、单位等各类创建的前置条件，将控烟工作情况纳入部门绩效考核和评优指标。四川省组织开展无烟医疗卫生机构建设、无烟政府机关建设，积极推广医疗机构戒烟服务，认真组织实施健康素养促进行动项目，规范戒烟门诊，广泛开展简短戒烟干预服务。

3. 深入开展控烟宣传活动

各地利用"世界无烟日"大力开展宣传教育活动及控烟履约工作，普及烟草危害知识教育，提高居民对控烟工作的认识，引导居民主动参与到戒烟控烟的活动中来。四川省借助全民健康生活方式行动日、全国爱牙日、世界心脏日、世界慢阻肺日、国际肺癌日等，包括各地特色节日活动，聚焦重点人群有针对性地开展控烟宣传、教育和倡导工作，持续开展"无烟家庭""送烟=送危害"等宣传活动。

4. 公共场所禁烟执法情况

四川省各级卫生健康部门按照《四川省公共场所卫生管理办法》要求，积极开展医疗卫生机构及相关场所的禁烟工作。四川省每年在公共场所日常监督和国家双随机抽检及专项检查中，都会对各公共场所内的禁烟标志、禁烟制度落实情况进行检查，要求公共场所内设立吸烟区，不得摆放烟灰缸等吸烟器具；对未按规定张贴禁烟标志和摆放吸烟器具等行为按照"违反危害健康事故处置有关规定"进行行政处罚。2016—2020年，四川省各级卫生监督机构查处违反公共场所禁烟相关规定案件近900件。

（三）提升心理健康水平

四川省印发了《四川省贯彻落实〈全国精神卫生工作规划（2015—2020年）〉实施方案的通知》，明确了工作目标和管理机制。四川省21个市（州）均相继建立了精神卫生领导小组或多部门协调机制，制定了相关的工作制度和流程，定期召开工作会议，协商解决精神卫生工作的重点、难点问题，为四川省精神卫生工作的良性运行提供了制度保障。2019年12月，健康四川行动推进委员会印发《健康四川专项行动方案（2020—2030年）的通知》，制定了《心理健康促进专项行动方案》，成立了领导小组和专家组。2020年6月，"健康四川心理健康促进专项行动"启动仪式在四川省人民医院举行。

1. 积极推动体系建设试点工作

四川省绵阳市、自贡市为国家级试点市，成都市武侯区等21个县（市、区）为省级试点地区，共同开展社会心理服务体系建设。自贡市坚持高位推动，政法、卫生健康部门"双牵头""双融合"，实现"一盘棋"，构建"一张网"；坚持问题导向，创新开展中小学心理健康疏导与危机干预，不断解决心理健康问题，受到了国家充分肯定和表扬；绵阳市编制《绵阳市社会心理服务体系建设工作指导手册（试行）》；宜宾市江安县强化保障建网络、综合施策强能力、创新实践重效果的做法为四川省试点提供了借鉴经验。

2. 推进全民心理健康科普宣传

四川省通过世界精神卫生日、睡眠日等时间节点开展形式多样的宣传活动，制作电子书、策划拍摄公益科普宣传片、录制《医生来了》"防疫心主张"等电视电台节目，在央视新闻、《人民日报》、新华社等百余家主流媒体及新浪网、搜狐、凤凰网等100余家新媒体宣传精神心理健康，覆盖四川省8300多万普通大众。

3. 提升职工心理健康水平

一是持续开展职工心灵驿站建设工作。四川省已建成省级示范性"职工心灵驿站"150多家，覆盖四川省21个市州48个产业，惠及职工500余万人。二是实施心理健康进企业活动。联合西部精神医学协会，通过建设"职工心灵驿站"、举办心理健康知识讲座、开通心理咨询热线、普及心理健康知识等形式，为四川省各级基层工会、边远地区、艰苦岗位及大型项目、重点工程建设一线职工送去最契合他们需求的心理健康服务。三是开展防疫期间心理健康服务。制定并下发了《关于做好新型冠状病毒防控阶段职工心理健康服务工作的通知》文件，要求以关心直接参与疫情防控的一线职工和相关行业职工为重点，普遍做好职工和职工家庭心理健康服务工作。开通特聘心理专家工作指导热线，并联合全国及省市部分专业心理服务机构开通23条四川省职工心理健康服务热线，为各级工会职工心灵驿站工作者和广大职工提供相关咨询服务；发挥职工心理健康工作志愿者作用，积极开展形式多样的线上职工心理健康服务工作。

4. 关注重点人群心理健康

一是加大母婴关怀力度。聚焦职场女职工所急、所盼、所难，以推动实现母乳喂养、促进母婴身心健康为核心，打造了"妈咪宝贝屋"四川工会女职工服务品牌。将母婴设施建设纳入公共设施建设规划，每年投入200万元打造100个示范点，带动四川省各级工会建设"妈咪宝贝屋"上万所，基本实现了应建母婴设施的用人单位小屋建设全覆盖。同时为提升小屋服务力，适应女职工流动需求，在各级工会网上平台开辟了小屋电子地图，让女职工用手机就能方便快捷搜索到附近的可用小屋。二是开展七彩阳光困难学生心理援助计划。通过搭建"七彩阳光·助你成长"金秋助学受助学生心理关爱服务咨询平台，以网络微信互动、QQ服务群等形式，定期发布受助学生关心的专业心理知识和正能量信息。四川省总工会与直接资助的1 000多名学生建立持续、紧密、稳定的情感链接，各级工会也不断加强对受助学生的心理关爱和教育引导，培养他们感恩回馈社会的意识，帮助他们更好地融入社会、回报家乡。三是开展留守儿童心理健康工作。以农民工留守子女为重点，抓住元旦、春节等外出务工人员返乡高峰，以"温暖冬日亲情相聚"为主题，开展农民工家庭亲子活动，印制亲子关系指导手册2余万份，帮助外出农民工与留守子女团聚沟通、增进感情。在儿童节期间开展"绽放微笑，放飞快乐"为主题的农民工留守子女关爱活动，发挥工会女职工志愿者力量，以"爱心妈妈""一加一"结对帮扶等形式，为留守职工子女送去心理抚慰，帮助他们建立良好心态。

（四）减少不安全性行为和毒品危害

1. 严打黄毒违法犯罪

四川省公安机关多次组织开展各类严打"黄赌毒"违法犯罪专项行动，助力全面推进健康四川建设。重点按照"打团伙、除源头"的工作思路，通过侦破一批涉黄、涉赌、涉毒案件，打掉组织经营涉黄、涉赌、涉毒活动的犯罪团伙，严惩涉黄、涉赌、涉毒活动的组织者、经营者、获利者和"保护伞"，有效解决涉黄、涉赌、涉毒突出问题。四川省开展各类严厉打击"黄赌毒"违法犯罪专项行动，有效净化了社会风气，着力提升了人民群众的满意度。加强网上巡查监管，有效封堵、删除网络色情等有害信息。大力开展涉黄问题突出地区集中整治，落实日常监管措施，努力实现涉黄违法犯罪案件明显减少的目标。

2. 积极开展性健康干预

四川省高度重视性健康干预工作，省公安机关联合卫生健康行政部门进一步强化性病、艾滋病强制检查、治疗工作。省、市、县（区）各级公安机关与卫生健康部门建立密切的联系协作机制，共同做好性病和艾滋病的强制检查治疗工作，严厉打击故意传播性病违法犯罪行为。

3. 提升戒毒医疗服务能力

四川省通过联席会议、专题会议、开展戒毒医疗机构调研等多种形式，做好戒毒相关工作。四川省卫生健康委员会印发《关于加强司法行政戒毒场所医疗工作的实施方案》以及《关于进一步加强监狱和司法行政强制隔离戒毒所医疗卫生工作的通知》，全面提升司法戒毒场所医疗工作水平；指导各级医疗机构通过远程医疗、专科联盟等方式积极与四川省所有强制隔离戒毒所建立了16个医联体和15个专科联盟。四川省持续加强自愿戒毒医疗机构建设，共有28家医疗卫生机构开展戒毒治疗服务；全力做好戒毒治疗、心理康复和常规医疗一体化服务；加强强制隔离戒毒、社区戒毒、社区康复和维持治疗门诊的衔接、转介，建立健全社区戒毒、社区康复协同机制。

4. 强化医疗机构毒麻药品管制

一是加强麻精药品和药品类易制毒化学品管理。四川省卫生健康委员会印发《关于进一步加强麻醉药品、精神药品和药品类易制毒化学品临床应用管理工作的通知》，将麻精药品管理情况纳入《四川省医疗机构合理用药品评估方案》重点评估范围，将医疗机构规范使用精麻药品作为医疗机构依法执业重点内容纳入医疗卫生"双随机"监督检查和日常卫生监督工作。通过医疗"三监管"平台对纳入平台管理的各级各类医疗机构医师超处方权限开具精麻药品行为实施信息化监管，保证临床合理用药需求，严防流入非法渠道。二是加强美沙酮管理和使用工作；进一步加强美沙酮维持治疗机构管理水平，提升美沙酮维持治疗效果。四川省共建成美沙酮维持治疗门诊 50 多个，覆盖 17 个市（州）50 个县（市、区）。

5. 积极开展主题禁毒宣传活动

以"禁毒宣传月""6.26 国际禁毒日"等重要节点为契机，四川省开展法制宣传活动、专题讲座、发放宣传资料、推广"中国禁毒"微信公众号、播放禁毒公益片、现场咨询等多种形式的禁毒宣传工作，树牢"禁毒如救火"的工作理念，提升全民识毒、防毒、拒毒、反毒能力，筑牢人民群众禁毒防线。

三、持续提高全民身体素质

（一）完善全民健身公共服务体系

1. 加快建设公共体育健身设施

四川省人均体育场地面积从 2015 年的 0.82 平方米提高到 2020 年的 1.58 平方米，"15 分钟健身圈"在城市社区的覆盖率达 90% 以上，村级农民体育健身设施实现四川省行政村全覆盖。四川省积极争取中央资金、投入省级资金，引领各级政府加大投入，统筹建设了一批社区健身中心、乡镇健身中心、体育公园和健身步道。

2. 推进公共体育场馆免费（低收费）开放

四川省推进 221 个公共体育场馆向社会免费（低收费）开放服务，2019—2020 年，年均服务群众 3 000 万人次以上。四川省安排专项资金支持地方政府向未纳入补助范围的体育场馆购买免费（低收费）开放服务。2019 年起，四川省首次对中小型体育场馆免费或低收费开放进行补助。

3. 加强全民健身组织网络建设

四川省注重发挥省级体育社会组织的示范引领作用，各级体育总会枢纽功能和老年体协推动作用更加突显，市县两级体育总会覆盖率不断提高。四川省积极推进体育协会组织改革，创新完善省级体育协会脱钩后行业监管机制，激发省级体育协会活力。

（二）广泛开展全民健身运动

1. 打造全民健身线下赛事活动品牌

2019 年以来，四川省以全民健身运动会为核心，打造了四川省智力运动会、川籍农民工运动会、"百城千乡万村·社区"系列赛事、"百万群众迎新登高健身"活动等品牌赛事体系。四川省以省级大型赛事为引领，实施省、市（州）、县（市、区）、乡镇（街道）、村（社区）五级联动，群众体育赛事活动呈现了"井喷态势"。四川省每年举办各级各类群众体育赛事活动1.8万余场，吸引4 000万名以上群众参与。2020年以来，四川省采取"4+X+Y"模式，举办"四川省千乡万村·社区"系列赛事活动。四川省以4项省级示范赛事活动为引领，在2020年疫情防控常态化形势下，省市县三级共举办200多项赛事活动，把赛事活动送到了群众身边，办到了田间地头、乡村院坝，覆盖了167个县（市、区），直接参与人数500万人次以上，带动1 000万人次参与全民健身，助力了全民抗疫和乡村振兴。2021年4月，四川省启动了第三届全民健身运动会暨"我要上全运"社区运动会，共设置37个大项、480个小项，为四川省历届全民健身运动会之最。

2. 举行"云健身"网络运动会

2020年四川省创新举办了第一届"云健身"网络运动会，直接吸引310万名群众参与，累计收到上传视频8万余份，视频浏览、点赞、转发等网络互动量达3.6亿人次，系全国规模最大、持续时间最长的省级网络运动会。这次运动会促进了人民群众体育锻炼生活化，使得全民健身理念不断深入人心。2021年春节期间，四川省以"体育大惠民，欢乐过牛年"为主题，通过线上线下相结合的方式，组织开展了10项省级全民健身赛事活动，参加人群涵盖了幼儿、青少年、老年等各个年龄段人群，还积极动员在川就地过年的农民工和未返乡的川籍农民工家庭参与到春节体育活动中，共吸引660余万人（次）直接参与。

3. 推广《国家体育锻炼标准》

四川省在各市（州）和有条件的县（市、区）组织开展《国家体育锻炼标准》达标测验活动，让广大群众更直观地检验自身体育锻炼效果，有针对性地提升身体素质和健康水平。截至2020年年底，四川省市（州）体育锻炼达标人数超过17 000人，连续两年成为全国推广该项目最好的省市之一。

4. 实施"送健身上门"服务

四川省坚持向机关、企业、乡村、社区、学校等送科学健身知识手册、送科学健身知识讲座、送八段锦等优秀健身气功功法等健身服务，满足群众健身需求。2020年，四川省赠送各类科学健身知识手册5.8万余册；开展线下科学健身知识讲堂、讲座、培训班等，把太极拳等项目纳入省全民健身运动会。

（三）加强体医融合和非医疗健康干预

1. 开展科学健身"云"服务

2020 年疫情期间，四川省创新推广了科学健身指导渠道，带动各级体育部门、体育协会用好新媒体制作发布"云端微课堂"等科学健身小视频及图文信息 1.2 万余条，全年推广惠及 2 亿人次。2021 年春节期间，考虑到群众自驾返乡、假期暴饮暴食、作息不规律等情况，四川省有针对性地推出伸展运动、系列有氧锻炼共 16 期"春节居家锻炼"视频，引导大众"合理膳食""适量运动""健康过年"。四川省各级体育行政部门通过公众号、微博、官网等新媒体平台共推送科学健身信息。

2. 积极推动全民健身与全民健康深度融合

四川省举办"体医融合"技术骨干培训班 5 期，培训社区医生、全科医生、家庭医生 1 500 人。

3. 完成国家与四川省第五次国民体质监测以及全民健身活动状况调查

2020 年，四川省国民体质总体合格达标率比"十二五"提高 3.8 个百分点，为 87.5%；四川省经常参加体育锻炼的人数 2 820 万人，占四川省总人数的百分比为 33.7%，群众身体素质得到提升。

（四）促进重点人群体育活动

四川省组织开展各种青少年幼儿活动。2020 年，四川省举办了"四川省首届线上亲子运动会""川渝首届'庆六一'线上亲子运动会"，共组织了四川省 21 个市州 169 个县（市、区）（占四川省县区总数 92%）的 2 800 所小学和幼儿园参加，直接参与人数为 185 万，报名运动打卡家庭达 53 万余个。四川省通过亲子体育活动引导一个个家庭参与体育锻炼；将少数民族项目、残疾人项目纳入全民健身运动会。

第三节　优化健康服务

一、强化公共卫生服务

（一）持续完善公共卫生服务体系

1. 加强疾病预防控制机构建设

近年来，四川省不断提升各级疾病预防控制中心等级标准，截至 2020 年年底，21 个市级疾病预防控制机构中已经有 15 个达到三级乙等及以上标准。2017—2020 年，四川省三级甲等疾病预防控制机构增加了 4 个，二级乙等疾病预防控制机构增加了 40 个。

2. 建强建优妇幼健康服务体系

一是加强基础设施建设。2019 年以来累计中央财政资金 4 亿余元用于 100 多家妇幼保健院建设，四川省将超过 10 亿元的政府债券用于妇幼保健院及综合医院儿科基础设施建设和能力提升；大力推进四川省儿童医学中心建设和省妇幼保健院天府院区建设。二是机构积极创等达标。以评促建、以评促改开展妇幼保健机构等级评审，四川省 170 家妇幼保健机构达二级乙等以上标准，二级以上标准化建设率达 84.16%（较 2015 年增长 2.1 倍）。三是加强特色专科建设。积极参与国家级孕产期、更年期和新生儿保健特色专科建设，并组织开展省级创建活动，6 家医疗保健机构成为国家级妇幼保健特色专科机构、14 家医疗保健机构成为省级妇幼保健特色专科机构。

3. 加强血站建设

一是稳步提升献血服务能力。组织编写《四川省无偿献血服务标准操作手册》，举办"四川省血站献血服务标兵培训班"，打造国内首支具有航空服务标准的省级"无偿献血服务标兵"队伍，搭建全国首个血站"省级医学在线教育"平台。二是稳步提升质量安全水平。提前实现四川省核酸检测全覆盖，基本阻断艾滋病等重点传染病经血传播。积极推进"血液援藏"，提升当地核酸检测能力。建设四川省血液管理信息系统，开展血站与浆站信息互联互通试点。新冠肺炎疫情期间，迅速启动"血站血液新冠病毒核酸检测技术平台"研发，在全国率先开展血液新冠病毒核酸筛查，检测献血者标本 1.6 万份。三是稳步提升血液保障能力。成都、泸州、广元、乐山等地相继启动血站新建、改建工程。四川省 183 个县（市、区）实现献血点位全覆盖，推进献血屋新建、改建工程，提升献血便捷性和舒适性。2020 年四川省血液采集 285.7 吨、千人口献血率为 10.4‰，较 2015 年分别增长 29.1%、30.0%。四川省 19 个市（州）荣获 2018—2019 年度"全国无偿献血先进市"称号。新冠肺炎疫情期间，四川省血液保障工作经验受到国务院应对新型冠状病毒肺炎疫情联防联控机制医疗救治组高度肯定，并向全国推广。

4. 完善院前急救体系

一是四川省建立了市、县"两级调度"指挥体系，由一个省级急救中心和 21 个市级急救指挥调度中心组成，按照"统一指挥、依托医院、分片负责、专科出诊"开展院前急救工作，建立突发事件处置联动体系。二是印发《四川省航空医疗救护联合试点工作实施方案》，成立四川省航空医疗救护联合试点工作领导小组和 3 个专家工作组，起草了《航空医疗救护联合指挥调度协调机制》《伤病员转运工作流程》等制度规范，确定四川大学华西医院、四川省人民医院、成都市第三人民医院、德阳市人民医院以及成都、德阳急救指挥中心为试点单位，全力开展航空医疗救护联合试点工作。

（二）高度重视重点疾病预防控制

1. 实施慢性病综合防控

一是加强慢病综合监测工作，拓展监测范围。2019年以来，全人群全覆盖开展死因监测和肿瘤登记，在61个慢病综合防控示范区和5个国家点开展心脑血管事件报告监测，在12家哨点医院开展伤害医院哨点监测，在6个国家点开展慢阻肺监测等。四川省疾病预防控制中心组织四川省疾控系统及各级医疗机构通过"中国疾病预防控制信息系统""中国肿瘤登记平台"等专项系统/平台登记和上报，出版了《四川省死因监测数据集2014—2015》《2018四川省肿瘤登记年报》，积极筹备撰写《四川省慢性病与营养监测报告》《四川省慢阻肺监测报告》等。

二是推进慢病综合防控示范区创建工作。四川省每年举办培训班，2020年完成10个县（区）的省级慢性病综合防控示范区现场评估工作，其中9个县区新建成省级慢病示范区。四川省累计有61个省级慢病示范区，覆盖20个市州，县区覆盖率增加至33%，达到《四川省防治慢性病中长期规划（2017—2025年）》年度目标要求。

三是全力推进慢性病筛查和综合干预工作。四川省在12个县（区）开展心血管病高危人群早期筛查与综合干预，在9个市州11个县（区）开展脑卒中高危人群筛查和干预；在39个县（区）实施窝沟封闭项目、21个县（区）实施局部用氟项目，2020年开展学龄儿童和学龄前儿童口腔健康检查合计6万余人；在10个县（区）开展农村癫痫防治管理项目，当年随访管理4 700余例；在18个市50个县区开展老年人心理关爱项目，2019—2020年累计调查4.1万余人；在四川省21个市州积极推进基层呼吸系统早期筛查干预能力提升项目等。四川省不断做好健康宣传教育，在各县（区）组织开展"全国高血压日""全国肿瘤防治宣传周""全民健康生活方式行动日"等现场大型宣传活动，提升全民健康素养。

四是强化脱贫地区慢性病防控。四川省在贫困地区开展对慢性阻塞性肺疾病、类风湿关节炎及高原性心脏病患者健康管理服务。截至2020年年底，类风湿关节炎累计管理患者3.3万余例，规范管理患者3.1万余例，慢性阻塞性肺疾病累计管理患者12.7万余例，规范管理患者11.7万余例；促进贫困地区健康生活方式养成，全面开展全民健康生活方式行动；截至2020年年底，累计培训合格健康管理员 5 000 余名，培训健康生活指导员 4.5 万余名，组织病人自我管理小组 7 000 多个，管理病人数超过 10 万人，创建健康单位近千个，支持性环境 130 多个。

五是死因监测工作扎实推进。在四川省所有县（区）持续开展常规死因监测工作和四川省常规技术培训；2020 年通过 2 项国家死因监测工作子项目（"死亡证明书填写质量评估项目""中国人群健康状态认知度调查"），为提升死因工作质量、丰富死因登记工作产出的政策咨询指标提供依据，后者首次通过微信网络调查形式在四川省 21 个市州收集了影响人群健康的相关因素信息，采集问卷 2.8 万份，具有四川省人群代表性；每年通过开展现场（不少于 5 个县区）和全年工作日网络技术指导工作，积极推进四川省死亡报告的数量和质量。2020 年四川省死因监测地区人均期望寿命 77.56 岁，其中男性 74.73 岁，女性 80.88 岁，女性较 2015 年基线数据（76.42 岁）上升 1.14 岁。2020 年重大慢病过早死亡率为 16.95%，较 2015 年的基线水平 18.74%，基本实现了下降 10% 的目标。

2. 加强传染病地方病防控

一是继续实施扩大国家免疫规划。四川省开展预防接种质量提升行动，组织开展四川省接种率调查，开展四川省预防接种技能竞赛；推进四川省免疫规划管理信息化建设，完成与全国疫苗电子追溯协同服务平台和国家全民健康保障免疫规划信息系统的对接；加强疾控机构冷链建设，省级财政划拨专项资金用于加强四川省疾控机构疫苗存储运输冷链体系建设；配合国家做好第一类疫苗采购工作；指导各地开展国家免疫规划疫苗查漏补种工作，安排专项资金在成都等 15 个市（州）开展脊灰灭活疫苗补种工作；规范非免疫规划疫苗管理工作，开展非免疫规划疫苗"增补采购"工作，印发《四川省非免疫规划疫苗接种方案》；积极推进预防接种异常反应保险招标工作。

二是加强传染病报告管理。加强传染病疫情防控体系信息化建设，强化传染病报告管理与疫情研判防控。密切关注国际国内重点传染病和新发传染病疫情，定期做好疫情形势分析研判，做好急性传染病防控。组织开展传染病报告质量工作和流感防控工作评估。指导各级医疗卫生机构进一步规范传染病报告工作，突出流感、乙肝、手足口病防治知识健康教育。

三是推动艾滋病防治各项措施落地落实。主动开展重点人群检测，提升重点人群和高危人群检测构成比，建立主动检测月报制度。健全省、市、县三级治疗管理体系，建立"孕情第一时间发现"和感染育龄妇女管理机制，落实全流程规范化预防母婴传播干预服务。持续开展打击卖淫嫖娼等违法犯罪专项行动，对涉嫌卖淫嫖娼人员开展性病检查，持续加强对吸毒人员的综合干预。凉山州艾防攻坚第一阶段行动目标任务全面完成。起草、推动凉山州艾滋病等重大传染病防治攻坚第二阶段行动，艾滋病、结核病、丙肝、梅毒四病同防，将攻坚范围由 4 个重点县扩至全州 17 个县（市）。

四是持续推进包虫病防治。坚持"以控制传染源为主、中间宿主防治与病人查治相结合"的包虫病综合防治策略，持续推广落实包虫病各项防治措施，巩固提升石渠县综合防治试点成效。各部门按照职责落实各项防治措施，组织各地开展野犬捕灭、家犬拴养、驱虫及犬粪无害化处理等，从源头控制包虫病传播。为包虫病患者提供免费筛查和药物治疗，建立随访档案，对手术治疗患者给予补助。举办四川省基本控制包虫病及监测方法新技术培训班，提升各流行区防治技术水平。积极开展包虫病防治政策和知识宣讲，四川省中小学生包虫病核心防治知识知晓率超过 95%。持续推进安全饮水工程，严格规范牛、羊牲畜管理，控制鼠密度，流行区定居点安全饮水覆盖率为 99.8%。

五是积极开展结核病防治。总结推广结核病分级诊疗和综合防治服务模式。推动提高结核病患者门诊医疗费用报销水平。落实《四川省遏制结核病行动实施方案（2019—2022 年）》，强化民族地区学校结核病筛查，增加省级定点医疗机构。有效落实遏制结核病行动计划七项具体行动，在四川省持续推动结核病防治工作。截至 2020 年年底，四川省肺结核发病率降至 55.19/10 万。

六是持续巩固血吸虫病防治。积极推进血吸虫病消除达标，抽调专业人员对凉山州进行为期 4 年的血吸虫病防治工作帮扶，进一步巩固和扩大凉山州血吸虫病防治成果，如期实现血吸虫病消除目标。

（三）完善计划生育服务管理

1. 健全综合决策体制机制

一是统筹协调推进。四川省委、省政府高度重视计划生育工作，将"多渠道增加 3 岁以下婴幼儿照护服务消费供给""补齐婴幼儿照护服务短板"等纳入 2020 年四川省经济工作要点和省政府工作报告，将"推动实现适度生育水平""健全人口监测预警机制"等纳入四川省"十四五"规划纲要和《国家积极应对人口老龄化中长期规划》实施方案，定期听取有关工作情况汇报，督促市（州）党委政府专题报告年度计划生育工作；将"计划生育目标管理责任制落实率"列入市、县两级政府 2020 年度目标管理考核指标。坚持和完善人口计生领导小组制度，督促各有关部门依法履职尽责，形成齐抓共管工作格局。

二是完善配套政策措施。将"促进生育政策与相关经济社会政策配套衔接"列入四川省 2020 年度改革落实台账，促进税收、就业、社会保障等配套政策得到落实。督促用人单位落实女职工生育津贴、计生奖励假和配偶陪产假制度。全面推进生育保险和职工基本医疗保险合并实施，将企业、机关、事业单位等均纳入生育保险制度保障范围。

2. 改革计划生育服务管理

一是促进托育服务发展。健全婴幼儿照护服务政策法规和标准体系，印发《关于促进 3 岁以下婴幼儿照护服务发展的实施意见》，制定《四川省托育机构登记和备案办法（试行）》《四川省托育机构设置标准细则（试行）》《四川省托育机构管理规范细则（试行）》，建立首届省级专家库。举办"国际家庭日""国际女童日"全国宣传活动和"呵护婴幼儿健康成长"主题宣传活动。开展普惠托育专项行动，争取中央预算内投资，新增托位 5 000 多个。2020 年，四川省共建立托育服务机构 6 800 多家、托位 14.9 万个。

二是深入开展扶助关怀。将计划生育扶助保障纳入四川省民生实事，足额保障经费。建立"一卡通"审批信息系统，确保扶助资金阳光申请、审批、发放和监管。2020 年，四川省奖励扶助 214.4 万人，特别扶助 15.2 万人，"少生快富"补助 2.3 万户，独生子女父母奖励 142.3 万户，发放资金到位率 100%。将独生子女伤残、死亡家庭扶助标准分别提高到每人每月 680 元、860 元。建立落实住院护理补贴保险制度，覆盖率达 100%。落实特殊家庭联系人、就医"绿色通道"和家庭医生签约服务，落实率达 100%。开展特殊家庭扶助关怀，为 75 万余人次提供就医便利、居家养老、危房改造等服务，为 1.2 万余人代缴城乡居民养老保险费。

三是推行"互联网+生育服务"。深化"放管服"改革，升级四川省便民服务平台，推进"生育登记服务"和"计划生育特殊情形再生育审批"全程网办和川渝两地"一网通办"。2020 年，四川省共办理生育登记超过 45 万例。

3. 完善计划生育目标管理

一是将"计划生育目标管理责任制落实率"列入市、县两级政府年度目标管理考核指标，并纳入《年省级督查检查考核计划》。坚持和完善人口计生领导小组制度，督促各有关部门依法履职尽责，形成齐抓共管工作格局。督促市（州）党委政府专题报告年度计划生育工作。

二是把生育秩序整治行动纳入健康扶贫"五大行动"，四川省 27 个县列入生育秩序整治重点县，实行"一把手"负责制和"一票否决"制。强化宣传引导，多措并举，扎实开展生育秩序整治。

4. 健全人口监测制度

四川四川省建立 42 个省级监测县，组织开展人口抽样监测，加强动态监测和分析研判。完善人口统计调查制度，研发四川省居民健康档案云服务平台，实现了卫生健康、公安、民政等部门人口基础数据互联共享。积极推进第七次全国人口普查工作，开展重大课题研究，科学研判人口变动态势。

5. 开展性别比治理

加强宣传教育，以实现出生人口性别平衡为重点，以"圆梦女孩志愿行动""关爱留守女孩行动"等为载体，深入开展关爱女孩行动。开展专项行动，依法严肃处理涉案单位和相关人员，遏制"两非"违法行为，推动管理制度强化落实，长效机制健全完善。

（四）不断推进基本公共卫生服务

四川省全面落实 35 岁以上人群首诊测血压制度，强化高血压、高血糖、血脂异常的规范管理工作。为四川省城乡居民免费提供健康档案管理、健康教育、慢性病管理等 12 类基本公共卫生服务，其中为 500 余万名高血压患者、170 余万名糖尿病患者提供健康管理服务。

1. 加强项目管理，健全工作机制

为了适应"健康四川"新阶段要求，四川省卫生健康委员会不断完善和健全省基本公共卫生服务均等化指导中心职能定位，2020 年将四川省卫生健康信息中心纳入省指导中心成员单位，强化四川省基本公卫项目大数据技术支撑，完善信息化管理监测手段，创新信息化绩效评价机制。

2. 创新服务内容，做实慢病管理

眉山市卫生健康委员会与眉山市医保局部署医保统筹基金支付家庭医生签约服务费工作，将 I 类门诊特殊疾病管理的 2 级及以上原发性高血压和糖尿病与市城乡居民基本医疗保险高血压门诊用药保障的 1 级高血压纳入医保统筹基金支付签约服务费范围，其签约服务费全额用于家庭医生服务团队人员补助，充分激发了家庭医生团队的活力。雅安市石棉县开展医疗与公共卫生联动试点，开展慢病门诊治疗打包付费改革工作，建立起慢性疾病"预防→筛查→诊断→治疗→转诊→随访→康复→护理→自我管理"全链条医防融合服务模式，形成患者、医生、医院、医保"四方共赢"的新局面。

3. 探索培养模式，夯实服务网底

市、县积极探索公共卫生人员培养模式，绵阳市安州区通过人员调配和培训，建立基本公共卫生服务"一岗双人"制度，即每个项目至少同时有 2 名熟悉服务规范的专（兼）职人员在岗，避免因人员频繁更换造成项目工作中断。广安市广安区建立健全公卫人员进入和淘汰机制，对新进人员由区指导中心成员单位进行岗前培训，对基本公卫项目评价排名后 5 位的基层机构公卫人员进行集中培训考试，对不合格者扣减年度绩效或者解聘。峨眉山市将公卫人员安排到临床医生诊室"面对面"工作，主动发现服务人群，对重点人群配合临床医生进行现场随访追踪和分类管理，探索医防结合新模式，提升健康管理质量和服务效率。

二、提供优质医疗服务

（一）建立健全医疗服务体系

1. 医疗卫生资源明显增加

截至 2020 年年底，四川省医疗卫生机构达到 82 793 个，三级医院 269 家。2015—2020 年，每千常住人口医疗卫生机构床位数从 5.96 张增长至 7.76 张，每千常住人口执业（助理）医师数从 2.22 人增长至 2.81 人，每千常住人口注册护士数从 2.32 人增长至 3.42 人，每万人口全科医生数从 1.27 人增长至 2.88 人。省医学重点学科（实验室）及重点专科达到 740 个，优质资源显著增加。四川省基本建立起以省部级医院为龙头，市级医院为支撑，县级医院为重点，基层医疗卫生机构为基础，社会办医为补充，覆盖城乡的医疗服务网络。

2. 积极创建医学中心和区域医疗中心

四川省推动落实国家区域医疗中心合作协议各项任务。国家口腔医学中心落户四川大学华西口腔医院，国家儿童区域（西南）医疗中心落户四川大学华西第二医院。四川省完成传染病、心血管、创伤、呼吸、癌症等专业类别的国家区域医疗中心现场评审和国家高原病医学中心标准制定。

3. 深入实施区域协同发展

一是推动省内五大经济区卫生健康发展。四川省出台《关于推动"一干多支、五区协同"区域发展加快落实全域分级诊疗制度的指导意见》，制定议事规则，召开五大经济区联席会议，签订战略合作框架协议。二是推进成渝地区卫生健康一体化发展。2020 年 4 月，川渝双方签订《推动成渝地区双城经济圈建设川渝卫生健康一体化发展合作协议》，确立在落实领导互访机制、协同推进健康中国行动、健全"互联网+医疗健康"服务体系等 12 个领域加强合作。目前，成渝地区已在公共卫生服务、人才与科研合作、医疗服务、健康产业发展等方面取得积极成果。成渝地区已正式实现电子健康卡互联互通，跨省异地医保（住院、普通门诊和药店）直接结算。截至 2020 年年底，成渝地区住院费用直接结算定点医疗机构共有 5 000 多家。两地多个医疗机构已合作建立 32 个区域专科联盟，分步推进两地二级以上公立医疗机构检验检查结果互认，共同打造国家儿童区域医疗中心和国家医学中心。

（二）创新发展医疗服务模式

1. 加快健全分级诊疗体系

一是优化医疗资源布局。争创国家医学中心和区域医疗中心，四川大学华西第二医院会同重庆医科大学附属儿童医院已获批建立国家儿童区域（西南）医疗中心，四川大学华西口腔医院成功创建国家口腔区域医疗中心。布局设置省医学中心和区域医疗中心，促进优质医疗卫生资源扩容延伸和均衡布局，减少跨区域就医。

二是推动大医院"控量提质"。制定基本医疗病种目录和疑难重症病种目录，明确各级医疗机构疾病诊治范围，推动大型医院"控量、提质、下沉"，为推进基层首诊留出发展空间。对三级公立医院出院患者手术占比、四级手术比例、基层医疗卫生机构诊疗人次数占医疗卫生机构诊疗总人次数的比例、三级公立医院门诊人次数与出院人次数比等指标进行监测考核。

三是加强基层医疗卫生能力建设。持续深入推进县级医院"服务主责"提升工程，实施县医院医疗服务能力评估。四川省县级医院均已达到二级以上水平，大部分常见病、多发病能在县域内得到有效诊治。实施四川省乡村医疗卫生资源结构性改革，整合乡村两级卫生资源，建设县域医疗次中心，完善财政投入、管理运行、人事薪酬等政策。开展全专结合家庭医生签约服务模式改革试点。

四是规范医联体建设发展。按照"规划发展、分区包段、防治结合、行业监管"原则，网格化布局医联体，促进医疗资源下沉，完善医联体内部转诊机制，制订规范医联体建设和绩效考核方案。截至 2020 年底，四川省共建成各类医联体 928 个，其中城市医疗集团 58 个、县域医共体 286 个、专科联盟 348 个、远程医疗协作网 236 个。

五是强化医保政策支持引导。执行医保差异化报销政策，省、市、县、乡四级医疗机构报销比例相差 50 个百分点，患者向上转诊只须交纳门槛费差额，向下转诊免交门槛费。加强异地就医备案管理制度，建立城乡居民医保门诊统筹制度。健全医保基金分担家庭医生签约服务费机制，探索对紧密型县域医共体实行总额付费。

2. 深化公立医院综合改革

一是加强公立医院党的建设。2019 年出台《加强公立医院党的建设工作实施办法》，成立四川省公立医院党建工作指导委员会，制定四川省公立医院党建工作五项制度，选优配强省属公立医院党政主要领导，落实党委领导下的院长负责制。

二是开展公立医院绩效考核。开展二、三级公立医院绩效考核，三级公立医院首次绩效考核位居全国第九、西部前列。自贡市、大竹县公立医院改革工作先后受到国务院办公厅通报表扬。

三是构建现代医院管理制度。按照"公益优先、政事分开、依法治理、综合监管"原则，着力构建权责清晰、管理科学、治理完善、运行高效、监督有力的现代医院管理制度。四川大学华西医院等6家医院列为国家试点，成都市第三人民医院等43家医院列为省级试点，四川省所有二级以上公立医院和社会办非营利性医院完成医院章程制定工作。规范推进国有企业办公立医院移交地方管理、重组改制等改革。

（三）大幅提高医疗服务水平

1. 加强质控中心建设

一是质控组织体系不断健全。印发《关于进一步推进各市级专业质控中心建设的通知》，指导专业薄弱的市（州）与邻近市（州）建立区域质控中心，推动建立省、市、县三级医疗质控中心，覆盖临床主要专业和二级专业。

二是质控制度建设不断增强。结合四川省质控工作存在的问题，再次修订完善《四川省省级医疗质量控制中心考核办法》，将省级质控中心管理工作纳入规范化、制度化的良性发展轨道。

三是质控指标体系不断完善。新印发放射医学等专业质控指标，为促进医疗服务标准化、同质化，缩小地区之间、医疗机构之间的医疗质量差距提供了依据。

2. 推进质量强省工作

以市（州）政府质量工作考核为契机，督促各级各单位医疗质量发展政策落实和措施见效，履行医疗质量安全主体责任。要求地方贯彻落实四川省委省政府质量工作决策部署，对各市（州）在质控中心建设、医疗质量安全等方面问题进行细化考核打分，助力推动四川省经济高质量发展。

3. 医疗服务与质量评价报告

自2016年起，连续5年撰写四川省医疗服务与质量报告，参考经典质量管理理论，从结构、过程和结果3个维度进行了医疗服务能力和质量评价，对二级以上医疗机构综合实力和三级医院的呼吸、心血管、骨科、神外、妇产、儿科等11个临床专科进行官方排名。

4. 不良典型案例汇编

针对四川省医疗管理工作的薄弱环节，连续 4 年遴选 40~45 个不良典型案例汇编成册，并下发四川省市、县两级卫生健康行政部门及二级以上公立综合医疗机构，开展负面典型案例警示教育。

（四）加快发展中医药特色服务

1. 实施中医治未病健康促进专项行动

在《健康中国行动（2019—2030 年）》基础上增加了中医特色专项行动，出台《中医治未病健康促进专项行动方案（2020—2030 年）》，推动四川省中医药资源优势转化，不断完善中医治未病服务体系。广泛宣传普及中医药治未病知识，加强中医药治未病人才队伍建设，充分发挥中医药治未病的特色优势，满足人民群众日益增长的、多层次、多样化的预防保健服务需求。开展四季养生活动，组织专家编制中医治未病科普读物、重点人群和慢性患者的中医治未病干预方案。四川省二级以上中医类医院设置治未病科室比例已超过 90%。

2. 提升基层中医药服务能力

开展中医药适宜技术推广项目筛选，加强对中医药民间特色诊疗技术的调查、挖掘整理、研究评价及推广应用，加强四川省中医药适宜技术推广师资培训，收集 100 多个省级培训中医药适宜技术推广项目。截至 2020 年年底，建成社区卫生服务中心和乡镇卫生院中医馆 4 225 个。推动 100% 社区卫生服务中心、乡镇卫生院和 90% 村卫生室提供基本中医药服务，2020 年基层医疗卫生机构提供中医药服务量占比达到 48.6%。

3. 根植中医药文化传承

四川省委将中医药文化纳入 17 个优秀传统文化传承发展工程之一。省委宣传部、教育厅联合印发《关于实施中医药文化传承发展工程的意见》，全面加强中医药文化保护传承、研究阐发、宣传普及等，不断完善中医药文化传承发展体系。常态化开展中医药文化"六进""名中医四川行""名中医大讲堂"等品牌活动，举办中医药健康文化知识竞赛。打造中医药文化传播平台。四川省中医药博物馆、西南医科大学附属中医医院、通江县红四方面军旧址 3 个基地被确定为"全国中医药文化宣传教育基地"。建设省级中医药文化宣传教育基地、中小学中医药文化传承基地，评选中医药非物质文化遗产代表性项目。创新成立中国出土医学文献与文物研究院，加大对"天回医简"等医学古籍文物研究；该院被列为第一批四川省重点文化研究院。开展川派中医药源流发展及名家学术研究，出版专著《川派中医药源流与发展》及"川派中医药名家"系列丛书,编撰《四川中医药——传承发展70年》,举办中医药古籍文献展,打造川派中医药文化标志和品牌。

4. 持续推进中医药传承创新

一是贯彻落实好《中共四川省委 四川省人民政府关于促进中医药传承创新发展的实施意见》,加强科技创新对中医药传承创新的支撑作用;二是支持中医药防疫攻关,总结形成了新冠肺炎疾病全过程的中医药介入思路和治疗策略,充分发挥了中医药的独特作用;三是中医药平台创新能力得到新发展,针灸、内分泌代谢性疾病、骨科等7家省级临床医学研究中心积极开展临床研究和成果转化;四是大力支持成都中医药大学、四川省中医药科学院开展20余个经典名方制剂研发。2020年,"川产道地药材品质保障关键技术与产业化应用"获四川省科技进步一等奖。

5. 推进中医药循证能力建设

根据《关于推进中医药循证能力建设项目工作的通知》文件要求,分别在四川省中医医院等7家医疗机构开展基本中医药循证能力建设,四川省中医医院肿瘤专科等6个专科的专病循证能力得到提升。截至2020年年底,四川省已经建立运行中医药循证医学中心,建立循证专家库和中医优势病种证据数据库,完成中医优势病种循证能力现状评估报告和优势病种的循证临床路径、临床实践医师/患者指南的研制。四川省中医心脑血管疾病临床医学研究中心成功获批全国首个省级中医药循证医学中心。

6. 促进中医药产业纵深发展

分别在汶川县水磨镇何家沟村、中江县永远村、乐山沙湾区、康定市雅拉乡曲公村建立了川芎高山苓种繁殖示范基地、丹参种苗繁育基地、川佛手种苗繁育基地和秦艽种苗繁育基地,推广"蜀芎1号""蜀芎2号"等新品种、新材料,保存川芎、丹参、川佛手、秦艽、姜黄资源材料700余份,开展了种苗繁育技术培训。川芎、丹参、川佛手、秦艽、姜黄种苗推广种植示范和辐射面积达6 000亩(1亩≈666.7平方米)。建成国家基本药物所需种子种苗繁育基地、四川省中药资源重点物种保存圃,实现对道地、濒危中药资源的保存及繁育研究。

7. 开展中药资源普查及动态监测

开展第四次全国中药资源普查,共涉及普查县183个。建成了四川省级中药原料质量监测技术服务中心、成都监测站等一批监测点的动态监测体系,实现对川产道地药材产地信息以及市场信息的持续监测。出版《四川省中药资源志要》等5本大型著作以及道地药材适宜加工技术系统丛书8部,开发建设了四川省中药资源普查成果展示平台，并于 2020 年获得四川省科技进步一等奖 1 项，对川芎、姜黄、川贝母、附子等道地药材持续进行动态监测。种子种苗繁育基地共计约 4 000 亩，对川贝母、重楼、羌活、白及、金线莲、雅连、铁皮石斛 7 个难繁育品种进行了繁育生产。

三、加强重点人群健康服务

（一）提高妇幼健康水平

1. 坚守底线全力保障母婴安全

一是强化妇幼健康组织领导。全面落实母婴安全五项制度，将"母婴安全目标管理责任制落实率"纳入对市（州）政府年度目标考核，层层压实责任。二是强化妇幼救治能力提升。启动实施基层产科医师、新生儿科医师培训项目，着力提升基层儿科服务能力和技术水平。组织开展孕产妇和新生儿死亡评审会议，查找危重救治薄弱环节，推动救治能力持续提升。三是强化保健服务质量管理。开展省级孕期保健服务质量控制，举办孕期保健管理规范化培训，利用日常报表和信息化平台，加强高危孕产妇救治管理和技术指导。2020年，四川省孕产妇死亡率、婴儿死亡率分别降至 16.84/10 万、5.22‰，为历史最低水平，实现稳中有降，圆满完成"十三五"目标任务。

2. 综合施策推进出生缺陷防治

一是完善防治网络。实施全省出生缺陷防治人才培训项目，每年规范化培训出生缺陷防治紧缺人才 200 名，举办多期婚前保健、孕前检查、产筛产诊、新生儿疾病筛查等专项技术培训班。2019 年以来新增产前筛查（诊断）、新生儿疾病筛查及诊治机构 150 多家。二是推进惠民政策。加强四川省出生缺陷综合防治工作，提高服务可及性，促进服务均等化。加强婚前保健工作，统筹推进健康教育、婚检、孕前检查、增补叶酸等婚前孕前保健服务无缝衔接。实施出生缺陷防治项目，已惠及群众 590 多万人。三是广泛科普宣传。举办"预防出生缺陷日""世界地贫日"等主题宣传活动，2020 年组织参加全国出生缺陷防治科普作品征集大赛，12 件作品获奖。四川省严重致残的出生缺陷发生率由 2015 年的 7.63/万下降至 2020 年的 5.37/万。

3. 全面促进儿童健康发展

一是实施儿童健康行动计划。加快推进儿童医疗卫生服务与改革、四川省儿童医学中心和儿科专业人才队伍建设。二是促进儿童早期发展。创建儿童早期发展示范基地，促进儿童早期发展服务科学、规范开展，已创建国家级儿童早期发展示范基地 2 家，省级儿童早期发展示范基地 50 多家。三是聚集重点地区儿童健康发展。以新生儿安全等一批妇幼健康扶贫项目为着力点，持续改善项目地区新生儿生存生活质量和儿童营养健康状况。实现 88 个贫困县儿童营养改善项目全覆盖、惠及 40 多万名婴幼儿的目标。

（二）促进健康老龄化

1. 扎实做好老年人疫情防控

新冠肺炎疫情发生后，四川省通过传统媒体和新媒体等形式向老年人宣传疫情防控知识，增强老年人防控意识；及时印发《关于进一步做好全省医养结合机构和养老机构新冠肺炎疫情防控工作的通知》《四川省医养结合机构新冠肺炎分区分级防控技术方案》《四川省养老机构新冠肺炎分区分级防控技术方案》等文件，指导各地医养结合机构、养老机构开展疫情防控工作，实现了医养结合机构、养老机构工作人员和入住老年人"零感染"目标。

2. 加强老年健康教育与促进

2019 年 11 月，四川省政府印发《关于推进健康四川行动的实施意见》，推动实施老年健康促进行动。2020 年 7 月，四川省举行"健康四川——老年健康促进专项行动"省级启动仪式，促进政府、社会、家庭和个人共同参与，提高老年人健康水平。四川省 21 个市（州）均出台老年健康促进专项行动方案，推动提升老年人健康水平和生活质量。四川省组织各地开展老年健康宣传周活动，宣传老年健康政策和知识，提升老年人健康素养；做实老年人健康管理和健康指导，为 65 岁以上老年人提供免费健康体检、健康管理服务；在 18 个市、84 个县（区）开展老年人心理关爱项目试点，促进老年人心理健康；加强老年人高血压、糖尿病等慢性病综合防控，28 个县（市、区）建成国家慢性病综合防控示范区。

3. 提升老年健康服务能力

四川省发展改革委等 10 部门制定《关于建立完善老年健康服务体系的实施意见》。省级财政补助老年健康项目资金 1 亿多元，支持 47 个二级以上医院开展老年医学科建设和 20 个医疗机构提升安宁疗护服务能力。截至 2020 年年底，四川省 273 家二级及以上综合性医院设立老年医学科，设置率达 40.79%。组织实施"老年医疗护理骨干能力提升三年培训计划"，省级财政补助老年医疗护理骨干培训项目资金 70 余万元，培训老年医疗护理骨干 360 余人，提高四川省老年健康服务能力。

（三）健全医养结合体系

近年来，四川省全域推进医养结合发展；发挥 4 个国家级和 5 个省级医养结合试点示范引领作用，推动医养结合全域发展；支持基层医疗卫生机构将医疗、护理、康复、健康管理等服务延伸至社区家庭，将老年人纳入家庭医生签约服务重点服务对象，为居家老年人提供家庭医生签约等服务。2019年，16个医养结合案例入选国家卫生健康委、世界卫生组织医养结合典型案例。攀枝花市构建综合连续的老年健康服务体系，受到孙春兰副总理充分肯定，经验做法被中央电视台、人民日报等中央媒体相继报道。2020年，四川省获批创建全国第二个医养结合示范省。四川省政府印发《四川省创建全国医养结合示范省实施方案》，提出以社区为导向的医养结合服务发展方向、公立医疗机构开展养老服务可自主协议定价、绩效工资激励等突破性政策，疏通医养结合发展堵点；实施社区医养结合能力提升项目，构建方便可及的居家社区医养结合服务圈；实施医养结合机构服务质量提升行动，提高医养结合服务质效。截至2020年年底，四川省医养结合机构300多家、床位8万余张、医养签约服务4 700多对。

第四节 完善健康保障

一、健全医疗保障体系

（一）建立多层次医疗保障制度

1. 全面整合城乡基本医保

2018年，四川省全面整合城镇居民基本医疗保险和新型农村合作医疗两项制度，建立起四川省统一的城乡居民医疗保障制度，实行个人缴费与政府补助相结合为主的筹资方式。各统筹区实现覆盖范围、筹资政策、待遇保障、医保目录、定点管理、基金管理"六个统一"。

2. 合理确定筹资及待遇水平

四川省按照国家统一部署，调整城乡居民医疗保险财政补助标准和个人缴费标准，合理确定门诊和住院起付标准、最高支付限额和支付比例。

3. 构建医疗保障体系

目前四川省已经形成了以基本医疗保险为主体、大病保险为补充、医疗救助为托底的多层次医疗保障体系，按照服务协议为参保群众提供医疗保障服务。2018—2020年，四川省城乡居民基本医疗保险参保覆盖率均稳定在98%以上。

（二）完善医保管理服务体系

1. 筹资待遇水平稳步提升

基本医保财政补助标准不断提高。随着社会经济水平发展，四川省财政补助标准不断提高，从 2017 年到 2020 年，四川省城乡居民基本医保财政补助标准不断提高，医保基金抗风险能力逐步增强。

医疗保障水平不断提升。一是住院待遇不断提升。职工医保、城乡居民医保政策范围内住院费用报销比例分别达到 80%、70%，封顶线达到所在统筹地区城乡居民人均可支配收入的 6 倍以上。二是待遇保障向门诊延伸和扩展。2019 年四川省建立了城乡居民高血压、糖尿病门诊用药保障机制，进一步减轻群众门诊用药负担。三是城乡居民大病保险制度不断完善。2019 年起，四川省将城乡居民大病保险起付线降低至上一年度居民人均可支配收入的 50%，政策范围内支付比例提高到 60%，贫困人口大病保险起付线再降低 50%，支付比例提高 5 个百分点。

2. 推进医保支付方式改革

攀枝花市全力推进 DRG/DIP 付费国家试点。泸州、德阳、南充进行 DRG/DIP 付费国家试点工作，统筹推进省内支付方式改革工作。四川省 DRG/DIP 付费试点城市由 2019 年年初的 3 个增加到 18 个。

3. 医疗康复项目纳入基本医疗保险支付范围

四川省及时将符合条件的医疗康复项目按规定纳入基本医疗保险支付范围。2016 年，四川省按照《关于新增部分医疗康复项目纳入基本医疗保障支付范围的通知》要求，在原有 9 项医疗康复项目医保报销的基础上，增加肢体残疾康复、精神残疾康复、言语残疾康复、听力残疾康复等 20 项医疗康复项目纳入基本医疗保险支付范围，并指导各统筹区及时将新增的康复项目纳入基本医疗保险支付范围，进一步提高了医疗康复保障水平。

4. 积极研究制定罕见病用药保障政策

为缓解罕见病患者家庭经济负担、提高罕见病用药可及性、改善罕见病患者身体健康状况，四川省政府决策部署，积极研究制定四川省罕见病用药保障政策。一是指导成都市在四川省率先出台了罕见病用药保障文件，将 7 种罕见病药品纳入了该市保障范围，医保支付限额 40 万元、个人负担限额 6 万元，有效减轻了患者负担。二是在开展专题调研摸清四川省罕见病情况的基础上，全面梳理分析了先行省份罕见病用药保障政策，并开展了基金支出测算。

5. 推动药品和医用耗材集采和价格监测改革

一是积极推进药品和医用耗材集中带量采购，全面落地四批次国家组织药品和冠脉支架集中带量采购结果，药品平均降幅超过 50%，冠脉支架平均降幅超过 80%。实施"六省二区"省际联盟带量采购，落地第一批省际联盟组织药品和冠脉扩张球囊集中带量采购结果，药品平均降幅超过 58%，冠脉扩张球囊平均降幅达近90%。二是推动药品和医用耗材集中采购制度改革，出台《四川省人民政府办公厅关于进一步完善药品和医用耗材集中采购制度的指导意见》，配套制定药品和医用耗材集中采购实施方案、医药价格和招采信用评价制度，建立"三流合一"的药械采购平台，推动构建药械集中采购新机制。三是常态化开展药品市场价格动态监测，印发《四川省医疗保障局关于进一步加强医药价格监测和集中招采工作的通知》，进一步完善药品价格监测月报制度。指导各地每月常态化开展市场价格动态监测，重点关注低价药、短缺药等供应保障、价格波动等信息，每月汇总四川省医药价格信息并报送相关部门。

6. 加快健全基金监管体制机制

四川省大力推进国家基金监管智能监控示范点建设，支持、指导成都、德阳两地开展示范点建设工作，形成符合本地实际的经验和模式。同时，加快推进四川省一体化大数据信息平台下的智能监管子系统上线工作。成都、德阳两地已形成可复制、可借鉴、可推广的智能监控经验模式。

7. 整合城乡居民基本医保制度和经办管理

2017年，四川省各个统筹地区完成了城镇居民基本医疗保险制度和新农合制度整合，建立了统一的城乡居民基本医疗保险制度，同步整合了经办机构、人员、信息系统，由一个医保经办机构为城乡居民提供经办服务。

8. 推进医保异地就医结算

2017年1月四川省医保接入国家异地就医直接结算系统，实现了符合条件的基本医保参保人员跨省异地就医住院费用直接结算。近年来，四川省不断推进异地就医联网定点医疗机构扩面工作，建立工作台账、加强调研督导，督促各地将符合条件的公立医院和社会办医院一视同仁纳入异地就医直接结算范围，2020年年底实现了符合条件的所有定点医院接入国家跨省异地就医管理子系统。四川省已开通跨省住院直接结算定点医疗机构3 000余家，参保群众异地就医更加方便。

（三）大力发展商业健康保险

1. 丰富产品体系，增强保障能力

四川省鼓励商业保险公司开发保障型健康保险产品，促进多层次医疗保障体系建设，满足人民群众基本医疗保险以外的保障需求。健康保险供给日益丰富，为四川省百姓提供了近5 000款健康保险产品，广泛覆盖医疗、疾病、失能和住院津贴等各项保险责任。2020年，四川省首款普惠型商业健康保险"惠蓉保"在成都市正式上线后，参保人数突破300万人，社会反响良好。

2. 持续稳步发展，健全服务体系

全行业积极转方式、调结构，发展的质量、结构、效益不断向好，可持续发展能力逐步增强。四川省商业健康保险保费收入保持快速增长，2019 年健康险保费收入 6 200 多亿元，三年平均增速超过 30%。

3. 发挥自身优势，提供优质服务

推动商业保险公司经办城乡居民大病保险，惠及四川省 6 895 万名群众，到 2020 年累计赔付 630 余万人次，赔付金额达 140 多亿元。四川保险业积极参与多层次医疗保障体系建设，在承办城乡居民大病保险、长期照护保险，经办管理各项基本医疗保障及补充业务等方面进行了有益探索，积累了丰富经验。鼓励商业保险公司参与支付改革系统创新，积极参与广元、眉山等试点地区 DRGs 分组及管理系统建设。

二、健全药械供应保障体系

（一）完善基本药物制度

2019 年 7 月，四川省印发《关于完善国家基本药物制度的实施方案》，进一步健全药品供应保障体系、保障群众基本用药、减轻患者用药负担。四川省开展基本药物制度综合试点，鼓励以县为单位推行紧密型县域医共体内上下级用药衔接，推动形成以基本药物为主导的合理用药模式；完善短缺药品供应保障机制，加强重大传染病用药、"救命药"、"孤儿药"等供应保障；依托药械集中采购服务平台、"医疗"三监管平台，定期监测分析医疗机构基本药物采购使用情况，建立覆盖省、市、县三级卫生健康行政部门监管网络，指导督促公立医疗机构优先使用基本药物，提高合理用药水平。

（二）推进药品耗材集中采购

1. 推进国家组织药品集中采购和使用试点

率先在成都地区实现货款支付方式改革，由医保基金向中选药品配送企业分批预付货款，保障企业足量生产。实施抗癌药品降税降价和专项采购，推动 360 余个抗癌药品降价。2020 年，四川省政府办公厅印发《关于进一步完善药品和医用耗材集中采购制度的指导意见》，以药械集中采购和使用为突破口深化三医联动改革。建立四川、山西、内蒙古、辽宁、吉林、黑龙江、海南、西藏 8 省（区）联动机制，牵头实施药品和医用耗材集中带量采购。

2. 积极推进药品生产领域改革

四川省共有 120 多个品规通过仿制药质量和疗效一致性评价。完善新药研发早期介入指导和医疗器械快速审批制度，推进重大新药创制国家科技重大专项成果转移转化，优先纳入省级医保目录，及时组织价格谈判并纳入医保基金支付范围。加强疫苗、血液制品、特殊药品、中药注射剂等高风险品种和儿童用药、通过仿制药质量和疗效一致性评价等重点药品的质量安全监管。

三、提高贫困人群健康保障

近年来，四川健康扶贫工作多次受到国家和四川省表彰、表扬。2016年、2017年四川连续两年被国家卫生健康委员会考核评定为健康扶贫"工作扎实、表现突出"的省份，予以奖励和通报表扬。2016—2019年，四川健康扶贫专项连续四年被四川省委、省政府表扬为优秀专项。2017年、2018年全国健康扶贫工作会议连续两年在四川召开，"四川经验"被推广到全国。2015年年底，四川省贫困人口"因病致贫返贫"率为48%，到2020年年底彻底清零，长期困扰贫困人群的"因病致贫、因病返贫"问题成为历史。

（一）强化医疗救助扶持

1. 全面开展患病情况调查

四川省全面开展贫困人口患病情况调查，精准到户、到人、到病，摸清了"因病致贫、返贫"状况及原因；在全国率先建立起贫困人口就医信息管理系统，实现贫困人口就医精准识别、信息动态掌握、费用实时监控，并在县级及以下医疗机构开设贫困患者挂号专用窗口；采取智能查询、人工识别等各种有效形式实现贫困人口就诊精准识别率100%。

2. 强化贫困人口的医疗保障

四川省将贫困人口全部纳入了三重保障制度覆盖范围，同时出台贫困人口县域内住院报销不设起付线、大病保险支付比例达到50%以上等政策。对符合条件并参加了城乡居民基本医保的贫困人口的医疗费用，四川省按照基本医保、大病保险、县域内政策范围内住院费用倾斜支付政策（医保倾斜支付）、城乡医疗救助、疾病应急救助的顺序予以保障，发挥卫生扶贫救助基金、医药爱心扶贫基金、重大疾病慈善救助基金的作用，通过综合措施确保建档立卡贫困患者县域内住院和慢性病门诊维持治疗医疗费用个人支付占比均控制在10%以内（深度贫困地区控制在5%以内）。

3. 实施"十免四补助"等政策

对建档立卡贫困患者，四川省实施十项免费服务、四项补助等一系列政策措施，建立起"一站式"报销服务流程；大幅提高儿童先心病、儿童白血病、胃癌等25个病种的重大疾病患者的专项救治覆盖率；为符合救治条件的贫困大病患者建立救治台账，组织贫困大病患者到定点医院开展救治。

4. 大力实施分级诊疗

为进一步缓解四川省贫困人口就诊负担，四川省持续推动分级诊疗制度改革，贫困患者县域内就诊率达到98.71%，大病救治覆盖率达到99.52%，县域内住院医疗费用个人支付占比仅8.02%，较2015年年底下降15.78%。

（二）强化医疗能力提升

针对省内过去一些边远乡村没有卫生机构和卫生人员的情况，四川省还专门出台政策，全面消除了乡村医疗卫生机构和人员"空白点"；确保每个乡镇都有1所卫生院，每个村有卫生室，每个卫生院和村卫生室至少有1名合格的执业（助理）医师。

为让基层医疗机构充分发挥作用，四川省强化县域内发病率排名前10位、近3年县外转诊率排名前5位疾病病种对应科室的临床专科建设，确保县级医院对200种常见病、多发病的诊断治疗率达95%；推进城市三级公立医院与"三州一市"深度贫困县县级综合医院建立紧密型医疗联合体；支援医院从资金、人才、项目、技术等方面对被托管医院进行全方位支持。

为补齐基层医疗机构在医学检查方面的短板，四川省进一步完善了基层医疗卫生机构管理信息系统中医学影像、远程心电、实验室检验、智能辅助诊断等功能。四川省通过信息化手段丰富家庭医生上转患者渠道，为签约转诊患者建立绿色通道，并依托医疗联合体建设，通过远程会诊、在线咨询等方式，提升家庭医生团队服务能力。

到2020年年底，88个贫困县县级综合医院全部达到二级甲等，摘帽县的乡镇卫生院和四川省退出村的卫生室标准化建设100%达标。2015年年底至2020年年底，贫困县远程诊疗量累计达近70万人次，巡回医疗、义诊覆盖88个贫困县。

（三）加强卫生人才培养

1. 培养扎根当地的卫生人才队伍

组织医学院校举办"民族班""基层班""定向班"等学历教育，开展贫困地区"9+3"、定向生等卫生中职免费教育，加快贫困地区本土人才的培养。完善"三支一扶""阳光天使计划""贫困地区定向医学生培养引进计划"等人才项目管理，为贫困地区持续输送卫生人才。

2. 实施医疗卫生"传帮带"工程

2018年1月，四川省在全国率先实施"传帮带"工程，着力培养贫困地区卫生人才队伍。四川省内地优质医疗卫生机构与88个贫困县五类医疗卫生机构建立起的"一对一"帮扶关系，通过临床进修、远程教学、专项培训、组团帮扶、设备规范使用、管理帮扶、师带徒、服务质量审查、远程诊疗指导九大帮扶行动，贫困地区医疗卫生机构人员素质逐步提高、服务能力不断提升。

3. 优化基层卫生人才管理机制

为让更多的卫生人才招得进、留得住，四川省在人才政策上还实行"县聘县管乡用"和"乡聘村用"制度，并逐步实现县、乡、村一体化管理。在鼓励贫困地区乡镇卫生院在核定的编制和岗位空缺内公开招聘符合条件的乡村医生，鼓励贫困地区乡镇卫生院选派具备资格的在编在岗卫生技术人员到村卫生室服务等政策的支持下，贫困地区村医人数不足、能力不强等问题得到一定程度缓解。

到 2021 年年初，四川省 88 个贫困县卫生健康人员达 21.37 万人，较 2015 年年底增长了 19.06%。

（四）强化公共卫生保障

1. 抓好地方病和传染病防治

地方病、传染病等曾是困扰边远民族地区群众健康的一大难题。四川省全力推进凉山州艾滋病防治和健康扶贫攻坚行动，全面落实免费筛查、治疗、母婴阻断措施。通过家庭医生签约服务来提供规范化抗病毒治疗随访管理和机会性感染集中救治，落实"两早一到位"措施，实施"逢孕必检、逢阳必阻"，切实降低母婴传播率。全面实施包虫病综合防治措施，推广石渠"两抓四管六结合"模式，充分发挥党政主导作用，积极协调多部门，共同推进以控制传染源为主的综合防治措施。2021 年，四川省包虫病已实现了零新发病例的目标。

2. 大力实施健康促进行动

针对不同地区、不同疾病、不同人群开展健康教育，构建"省、市、县"三级健康教育工作网络。采取健康大讲堂等形式，开展健康知识传播和健康生活方式引导，宣传和普及健康素养基本知识技能。针对贫困地区主要健康问题，制订实施健康教育计划，对重点人群和重点疾病开展健康讲座、家庭走访等多种形式的健康教育。当前，越来越多的人已建立起良好的卫生习惯，对常见病的基本知识知晓率也大幅提高。

四、提高民族地区健康保障

四川省全面贯彻党的民族政策，实施健康中国战略，扎实推进健康四川建设，大力发展民族地区卫生健康事业，民族地区卫生改革发展取得显著成就，卫生健康事业迈上新台阶。人均预期寿命从 2015 年的 73.95 岁提高至 2020 年的 75.39 岁，居民健康水平大幅提升。

1. 健康扶贫圆满收官

深入实施医疗救助扶持等"五大行动"，推进深度贫困县卫生机构建设填平补齐等"四项工程"，开展重点人群大病集中救治等"三个一批"，综合防治"两大疾病"。民族地区 45 个深度贫困县县级公立综合医院全部达到二级甲等水平，深度贫困地区 27 个生育秩序整治重点县政策外多孩率降至 5% 以下。2017 年年底实施对口支援"传帮带"工程以来，四川省向民族地区派遣对口支援人员 5 000 余人。健康扶贫任务全面完成，为打赢四川省脱贫攻坚战作出重要贡献。

2. 医疗卫生服务体系更加健全

不断加大投入力度，着力强基层、补短板、优布局。截至 2020 年年底，医疗卫生机构达到 1.60 万个，其中州级公立综合医院达到 4 个，阿坝州和甘孜州设置了州藏医院，凉山州设置了州中西医结合医院，每个县设置了 1 个县办综合医院和 1 个县办中医类医院（含中医、中西医结合、民族医等）。疾病预防控制、妇幼保健机构实现州、县两级全覆盖，每个乡镇设置了 1 个政府办乡镇卫生院。

3. 医疗卫生服务能力显著提升

民族地区州级公立综合医院全部达到三级甲等标准，98.51% 的县级公立综合医院达到二级甲等标准，97.14% 的疾病预防控制机构达到二级以上标准，87.14% 的妇幼保健机构达到二级以上标准，100% 乡镇卫生院和村卫生室达到标准化建设标准。

4. 中医（民族医）药优势彰显

中医（民族医）药服务体系不断完善，服务能力不断提升。截至 2020 年年底，中医（民族医）医院达到三级水平 7 个，二级水平 46 个，100% 的乡镇卫生院能够提供中医（民族医）药服务。积极开展中医药适宜技术，培训人员 3 000 余人次。建成 8 个民族医药传承工作室，打造 3 个民族医药文化宣传教育基地。

5. 重大疾病预防控制成效显著

有效防控各类重大疾病，大骨节病自 2012 年起连续 9 年无新发病例，32 个病区中 24 个民族县全部达到消除标准，全国法定传染病报告发病率连续 13 年低于全国平均值。完善民族地区慢性病监测，死因监测和肿瘤登记与随访实现县区 100% 启动覆盖。慢性病管理更加规范，慢性病防控质量持续提高。

6. 卫生应急工作扎实推进

强化卫生应急队伍建设，民族地区共有州级卫生应急队伍40多支，县级卫生应急队伍200支，队员达2 500余人，民族地区应急处置和救治能力全面提升。成功处置2017年九寨沟地震、2019年木里县森林火灾等重特大突发公共事件，形成卫生应急"四川经验"，实现地震伤员紧急医学救援最低致残率，救治"零"死亡率。

7. 提升卫生健康信息化水平

持续推进卫生健康信息化建设，民族地区284家医疗机构开通远程医疗，远程医疗县域内覆盖率达100%。甘孜州实施覆盖18个县（市）人民医院的信息化建设项目，全部通过数字化医院评审。阿坝州完善州、县突发公共卫生事件和紧急医疗救援信息指挥网络平台，建立州县互连、县县互助、县乡联动的卫生应急快速反应机制。凉山州建成"一键报警、精准定位、在线预约、微信支付"的"微急救"微信公众平台，为广大人民群众提供便捷的新型服务平台。

第五节　建设健康环境

一、深入开展爱国卫生运动

近年来，四川省深入开展爱国卫生运动。一是爱国卫生工作机制不断健全。各级爱国卫生运动委员会（以下简称"爱卫会"）明确成员单位职责分工，建立了联系协调制度。各地广泛宣传卫生防病知识，组织开展群众性爱国卫生运动，形成了党政组织领导、爱卫会牵头、部门协同配合、社会广泛参与，上下联动、齐抓共管的良好工作格局，营造了浓厚的爱国卫生氛围。二是卫生创建跨越式发展。四川省成功创建国家卫生城市26个，国家卫生县城54个，国家卫生乡镇367个；省级卫生城市实现全覆盖，除甘孜州、凉山州外，其余市（州）实现省级卫生县城全覆盖。

（一）大力开展城乡环境治理

1. 加强城镇生活污水和城乡生活垃圾设施建设

四川省制定《四川省城镇污水处理设施建设三年推进方案》和《四川省城乡垃圾处理设施建设三年推进方案》，积极推进城乡生活垃圾和污水处理设施建设。积极完善"户分类、村收集、镇转运、县处理"垃圾分类收集处理体系，加快建设与生活垃圾分类投放、分类收集、分类运输相匹配的分类处理系统。截至 2020 年年底，四川省形成城市（县城）生活污水处理能力994 万吨/日，污水处理率95.3%；建成生活垃圾无害化处理设施144 座，无害化处理率为99.84%。

2. 推动城市生活垃圾分类

四川省制定出台《四川省生活垃圾分类和处置工作方案》，在四川省 18 个地级及以上城市强制实行生活垃圾分类，并鼓励县级城市（含县城）、乡镇和农村因地制宜开展生活垃圾分类工作。四川省在成都、德阳、广元 3 个国家重点城市和攀枝花、绵阳、遂宁、泸州 4 个省级示范城市开展先行先试，推动四川省生活垃圾分类工作由点到面、逐步启动、成效明显。

3. 推进乡镇生活污水治理

一是分区分类编制《四川省农村生活污水治理业务知识参考读本》，形成多种成熟治理模式和工艺供各地选择。二是印发《四川省农村生活污水治理三年推进方案》，明确农村生活污水治理的目标、重点任务和技术工程措施。三是出台四川省《农村生活污水处理设施水污染物排放标准》，于 2020 年 1 月 1 日起实施，这是四川省首次针对农村地区制定生活污水处理设施排放标准。四是将农村生活污水治理工作纳入省级生态环境保护督察范畴，加快项目建设。五是继续实施农村生活污水治理"千村示范"工程，开展农村污水综合治理试点。六是印发《全省乡镇污水处理设施建设技术帮扶工作方案》《关于加快推进全国重点镇污水治理工作的通知》等系列文件，对四川省建制镇污水处理设施建设进行统筹谋划和安排部署。七是以《全省城镇污水处理设施建设三年推进方案（2017—2019 年）》为抓手，加快乡镇污水处理设施建设，进一步扩大乡镇污水处理设施覆盖率。

4. 提升农村垃圾治理成效

一是按照"因地制宜、简单实用、注重实效"的原则，在蒲江县、罗江县等 7 个县（区）开展农村生活垃圾分类和资源化利用试点示范工作。二是形成了"村收集、乡镇转运、市县处理"的集中处理模式、"村收集、乡镇转运、片区处理"的片区处理模式、自建或与周边村庄共建小型垃圾处理设施的"就地就近处理"模式，着力提高农村生活垃圾堆肥还田和回收利用比例，实现垃圾清运成本和垃圾终端处理量"双减"目标。

5. 深入推进"厕所革命"

四川省坚持以县为单位分类推进农村"厕所革命"，分类确定工作目标和建设任务。一是在摸清底细上下功夫。采取"自查+复核"方式，通过"五上五下"方式，基本摸清四川省农村总户数，并根据改厕需求和基础条件，合理明确改厕任务。二是在有序推进上下功夫。坚持因地制宜、因村施策，四川省坚持分三类县，逐村制订实施方案，逐户明确改厕技术模式，稳妥有序推进农村"厕所革命"。坚持"宜水则水、宜旱则旱，宜分户则分户、宜集中则集中"原则，指导各地采用单户安装三格式化粪池、"沼改厕"等技术模式就地还田处理，因地制宜采用适宜技术模式推进厕所改革。三是在质量监管上下功夫。印发《农村户厕建设技术要求（试行）的通知》《关于切实提高农村改厕质量的通知》等系列文件，对农村户厕改建从开始施工的材料选购，到改建过程的技术规范和质量把控，再到项目竣工后的验收标准和程序作出明确要求，努力确保厕所建得好、用得了。四是在建立机制上下功夫。按照建管并重的思路，采取农民自行管护、村集体组建队伍统一管护、引入企业集中管护等方式，加大宣传教育力度，引导农民使用卫生厕所，逐步建立"建、管、用"并重的长效管理机制。2019年以来，争取中央资金，加大省级投入，统筹兼顾四川省委省政府30件民生实事任务，推进农村"厕所革命"整村推进示范村和农村人居环境整治和"厕所革命"重点县项目建设。截至2020年年底，四川省农村卫生厕所普及率达85%以上。

6. 加强集中式饮用水源地保护

四川省开展乡镇集中式饮用水水源地基础信息和环境问题调查，排查水源保护区划定、边界标志以及保护区内环境违法问题，建立饮用水水源地名录和水源保护区环境问题清单。编制完善集中式饮用水水源突发环境事件应急预案，完善饮用水水源保护区内道路两侧防撞栏、事故导流槽等应急防护工程设施，配齐防散落、溢流、渗漏设备。推进应急水源或备用水源建设，在市（州）政府所在城市建设地级备用水源，在地级、县级水源地安装保护区视频监控设施。

7. 切实保障农村饮水安全

一是着力解决贫困人口饮水安全问题。以88个贫困县为重点，兼顾面上"插花"贫困村、贫困户，全力推进农村饮水安全脱贫攻坚工作。二是大幅提升供水保障能力。四川省共建成各类农村饮水工程210多万处，工程受益人口达6 200余万人，实现农村饮水安全全覆盖，农村供水保障水平明显改善。三是建立饮水安全责任体系。全面落实农村饮水安全管理的地方人民政府的主体责任、水行政主管部门的行业监管责任、供水单位的运行管理责任"三个责任"。四是健全完善县级农村饮水工程运行管理机构、运行管理办法和运行管理经费"三项制度"，农村饮水安全保障责任体系基本建立。五是推动完善政策体系。印发了《四川省水利脱贫攻坚行动三年（2018—2020年）实施方案》

《四川省水利脱贫攻坚技术导则》等 20 多个子文件，涵盖工程建设、运行管理、水质检测等方面，为农村饮水安全工作提供了有力支撑。

8. 病媒生物防制规范科学

加强病媒生物监测及检测网络建设，组织开展病媒生物监测督导检查，指导各地病媒生物防制工作科学、持续、扎实开展。积极探索社会力量参与健康教育、传染疾病防控等工作和群众运动的有效形式，使群众认识和参与到病媒生物防制工作中，促进各地持续规范落实病媒生物防制措施，"四害"密度得到有效控制。积极参与乐山百年一遇洪灾灾后卫生防疫工作，指导灾区科学使用卫生杀虫剂，广泛宣传灾后病媒生物防制技术知识，开展病媒生物风险评估、应急监测和应急控制工作，为灾后无大疫做出贡献，有力地保障了广大人民群众身体健康。

（二）深入实施健康城镇试点

在 2 个国家级、5 个省级健康城市试点和 45 个省级健康村镇推进健康城镇建设试点工作。结合四川实际，研究制定四川省"健康细胞"建设标准和工作规范。指导各地全面开展健康社区（村）、健康学校、健康单位和健康家庭等"健康细胞"建设，因地制宜新建或升级一批健康步道、健康主题公园、健康小屋等健康场所，营造健康生活方式支持环境，充实健康城市建设内涵。制定四川省健康企业建设标准和规范，在 4 个市组织开展健康企业建设试点。各地在健康村镇的建设试点中，持续以健康细胞工程建设为抓手，汇集健康细胞建设健康村镇，有力促进了群众健康环境的改善、健康服务的提升、健康人群的壮大以及健康文化的丰富。健康村镇建设成效显著，为其他健康村镇的发展提供了良好的经验。

二、有效控制危害健康影响因素

（一）加强大气、水、土壤污染防治

四川省印发污染防治攻坚"八大战役"实施方案，形成污染防治攻坚战"1+9+14"工作体系，大力推动生态环境保护。

1. 打好大气污染防治攻坚战

四川省将成都平原、川南地区大气环境质量改善作为四川省生态环境保护"一号工程"，印发《打赢蓝天保卫战实施方案》《打好柴油货车污染治理攻坚战实施方案》《挥发性有机物污染防治综合实施方案（2018—2020 年）》。加快产业、能源、交通、用地等结构调整和面源污染防治工作，出台钢铁超低排放改造、工业窑炉治理和挥发性有机物治理项目清单，制定《四川省固定污染源大气挥发性有机物排放标准》。将 15 个地级市的 77 个县（区、市）划定为大气污染防治重点区域，执行大气污染物特别排放限值。加强重点领域污染减排，重点城市提前实施机动车国六排放标准，全力开展夏季臭氧、冬季颗粒物防控攻坚，有效应对重污染天气。2020 年，四川省环境空气质量达标城市增加至 14 个。

2. 打好水污染防治攻坚战

实施岷江、沱江、嘉陵江污染防治攻坚战、府河、黄龙溪断面水质达标攻坚战、琼江污染治理攻坚持久战，以及饮用水水源保护地污染整治等标志性战役。持续深入实施水污染治理专项行动，开展重点小流域挂牌督办整治。推进川渝跨界河流联防联治，会同重庆积极开展川渝跨界河流污染综合防治。

3. 打好土壤污染防治攻坚战

深入推进土壤污染状况详查和重点行业企业用地调查，完成四川省重点行业企业用地基础信息采集、空间信息整合、风险筛查和纠偏。全面启动布点和初步采样调查工作，开展废铅蓄电池、重金属、危险化学品领域环境风险防范专项行动。

（二）实施工业污染源全面达标排放计划

四川省制定实施《四川省工业污染源全面达标排放计划》，大力开展工业污染源全面达标排放工作，深入开展水泥行业专项执法行动，对成都市、绵阳市、乐山市等市（州）的水泥企业开展专项执法检查。依法严格开展建设项目环境影响评价，强化事中事后监管，深化"放管服"改革，实行重大项目环评预审、环评审批"正面清单"项目实行告知承诺制等创新举措。扎实推进企业排污许可，全面实现"核发一个行业、清理一个行业"工作目标。

（三）积极推进生态环境与健康管理

1. 认真制订工作方案

先后组织印发《四川省居民环境与健康素养监测工作方案（2020—2021 年）》《成都市生态环境与健康管理试点工作实施方案》等文件。

2. 做好素养调查工作

开展四川省居民环境与健康素养调查工作，为国家确定素养提升目标和重点工作领域、建立素养监测长效机制、有针对性地开展环境健康风险交流提供了依据。

3. 推动环境与健康管理试点

积极争取生态环境部支持，成都市成为国家批准开展生态环境与健康管理试点的第一个副省级城市，编制并印发了《开展生态环境与健康管理试点，助推建设践行新发展理念公园城市示范区的实施意见》，当前试点工作开展顺利。

4. 推进环境与健康科普宣传

结合生态环境相关主题日、环博会、环保展等活动，开展生态环境与健康素养科普宣传。2020年，"六·五"环境日活动期间，现场发布四川省居民环境与健康素养调查报告，启动"四川健康环境促进行动"，开启环境与健康工作新篇章。

三、提升食品药品安全保障能力

（一）加强食品安全监管

1. 做好标准管理

在广泛调研的基础上，四川省修订并实施了《四川省食品安全地方标准管理办法》《四川省食品安全企业标准备案办法》，规范开展地方标准制（修）订和企业标准备案工作。四川省按照国家相关通知，在2019年对已发布的地方标准进行全面清理，并按要求组织开展修订工作；精简食品安全企业标准备案申请资料，优化备案流程，实现网络办理，切实减轻企业负担。

2. 提升监测能力

四川省扩大食品安全风险监测范围，化学污染物和食源性致病菌监测覆盖21个市州和11个区县，食源性疾病监测覆盖四川省183个区县，近700家医院，形成了省→市→区/县→乡镇/社区四级监测网络。四川省依托疾病预防控制中心建立国家食品安全风险监测食源性疾病病因学鉴定实验室，设立了成都、绵阳、自贡、达州、攀枝花5个风险监测区域中心。不断加强风险监测能力建设，截至2020年年底，省级设备配置率、可开展率均提高到100%。通过专业培训和技术指导，不断加强各级食源性疾病监测报告和食品安全事故流行病学调查处置能力。开展食品安全风险交流，定期向四川省食品安全委员会办公室报送食品安全风险监测结果简报。

（二）加强药品安全监管

1. 深化审评审批制度改革

推进药械审评审批制度改革，深入落实"放管服"改革，鼓励药品、医疗器械创新。依申请行政事项承诺时限比法定时限平均减少60%，麻醉药品等6类特殊管理药品定点经营许可实现"多证合一"，药品互联网信息服务审批事项实现全程网办。200多个文号通过仿制药质量和疗效一致性评价，4个二类医疗器械产品通过优先审评审批通道获得首次注册，2个产品通过第二类医疗器械创新医疗器械特别审批，在 15 家企业开展医疗器械注册人制度试点。发挥部门应急审批职能，全方位融入四川省医疗救治、物资保障、科研攻关、市场监管。对防控药品再注册申请实施加快审批，率先在全国批准 4 个新冠型号的医院中药制剂，发出紧缺医疗器械应急注册证，保障应急用药用械顺利通关，助推迈克生物、博奥晶芯核酸检测试剂应急注册上市。

2. 加强药械化质量安全监管

实行全员抓检查，完成药品、医疗器械、化妆品监督抽检 4 万余批次。深入开展"春雷行动·药品安全执法行动"、执业药师"挂证"行为专项整治、中药饮片专项整治、医疗器械"清网行动"、化妆品"线上净网线下清源"行动等，解决群众反映突出问题。推进"小品种"基地建设，加强"小品种"药品质量监管和供应保障，督促相关企业落实短缺药品停产报告和清单管理制度。制定《四川省关于改革和完善疫苗管理体制的实施方案》《四川省疫苗管理厅际联席会议制度》《关于派驻疫苗生产企业检查员的实施办法（试行）》，完成疫苗驻厂检查员遴选、培训和派驻。开展疫苗 NRA 评估，设立四川省疫苗检查中心，进一步完善疫苗监管体制机制。深入推进药品重点品种信息化追溯体系建设，逐步健全药品追溯体系。推进医疗器械唯一标识系统试点，完成首批企业唯一标识建设。开展"安全用药月""医疗器械安全宣传周""化妆品安全科普宣传周"等科普活动，推动落实地方属地责任、企业主体责任、社会监督责任。

四、建设健康的公共安全环境

（一）强化安全生产监管和职业健康

1. 强化安全生产监管

按照"全覆盖、零容忍、严执法、重实效"的工作要求，四川紧盯疫情防控期间特殊行业和安全生产重点领域，采取"四不两直"方式，加大对新冠肺炎定点收治医院、社区门诊、留观场所、集中隔离区、住宅小区等重点防疫单位和人员密集场所的安全隐患排查力度，以及危险化学品、烟花爆竹、交通运输、煤矿、特种设备等事故多发领域安全风险管控，突出医院、学校、商贸市场、养老院（敬老院）、机场、港口、车站、旅游景区等人员密集的公共场所及防控物资生产企业、劳动密集型企业疫情防控和安全服务保障工作。通过暗访检查和精准督查，全面压实安全生产主体责任，督促做好疫情防控安全服务保障，推动安全风险管控和隐患排查治理，严厉打击各类违法违规生产行为，有效遏制各类生产安全事故多发势头，确保四川省安全形势持续稳定。全面部署落实安全生产工作，深入排查整治各种突出安全问题和风险隐患，强化防范措施，实施精准有效的安全监管。将安全与服务、监管与服务相结合，督促企业落实安全管理措施和疫情防控措施"双到位"，不断强化企业安全生产工作。

2. 推进职业病危害源头治理

一是加大职业卫生监管执法力度。加强职业卫生监管网络建设，健全监管执法队伍，提升基层监管水平，加强区县级职业卫生监管执法能力和装备建设。加强高风险人群管理，督促用人单位加强职业病危害高风险人群职业健康管理，严格按要求开展职业健康检查，并将检查结果运用到岗位设置和人员管理中。扩大监督检查覆盖范围，采取联合执法、专项执法、交叉执法等监督管理工作方式，加大执法力度。落实分类分级监管原则，主要强化对危害风险高的用人单位的监督检查，安排部署了矿山、冶金等重点行业的专项监督检查工作。建立了用人单位和职业卫生技术服务机构"黑名单"制度，对违法企业实施多部门联合惩戒。发挥行业自律作用，引导行业协会制订行业自律公约，提高职业健康社会化服务质量。

二是持续开展尘肺病防治攻坚行动。截至 2020 年年底，四川省煤矿、非煤矿山、冶金、建材等重点行业领域纳入治理的用人单位有 5 700 多家，接触粉尘劳动者约 27.6 万人。接触粉尘工龄不足 5 年的劳动者新发尘肺病报告例数占年度报告总例数的比例为 5.9%，均已达到国家要求。

三是落实用人单位主体责任。以职业卫生基础建设为抓手，以分级分类管理、小微企业帮扶等方式，全面推进职业卫生基础建设达标工作。要求用人单位进一步增强法律意识和社会责任感，建立健全职业健康管理制度，层层落实职业病防治责任，做到责任、投入、管理、防护、应急救援"五个到位"。督促用人单位完善职业健康管理机构，配备专（兼）职管理人员，落实职业病防治措施，及时进行职业病危害项目申报。提升工程防护和个人防护能力，改善作业环境，做好现场检测工作，严格执行工作场所职业病危害因素检测结果和防护措施公告制度，在产生严重危害的作业岗位设置警示标识和说明。推动用人单位有针对性地开展职业病防治相关培训，提高职业病危害防护意识和能力。指导用人单位建立完善职业健康监护及档案管理工作制度，进一步规范职业健康监护工作，依法组织劳动者进行职业健康检查，开展职业病诊断与鉴定等工作。

四是大力开展职业健康宣传工作。利用每年《中华人民共和国职业病防治法》宣传周、安全生产月、"安康杯"竞赛等时机集中开展职业健康宣传活动，采取设置主会场集中开展、分会场全面展开、线上线下联动、新媒体互动等宣传方式，起到了良好的宣传效果。利用春节农民工集中返乡时机，在劳务输出集中区开展外出农民工职业健康宣传活动，提高外出农民工职业健康保护意识。四川省以宣传《中华人民共和国职业病防治法》《中华人民共和国基本医疗卫生与健康促进法》为主线，以"职业健康保护·我行动"为主题，聚焦职业健康保护行动，同时要重点预防职业人群新冠肺炎感染和传播，做好复工复产过程中的疫情应对、个人防护等疫情防控措施。根据国家统一部署，通过线上、线下活动开展系列宣传教育活动，普及职业病基本知识。借助四川省疾控大课堂培训，通过视频会议的方式向四川省疾控系统、卫生监督和医院相关技术人员介绍了复工复产新冠肺炎疫情防控指南。

（二）促进道路交通安全

1. 实施公路安全生命防护工程

一是加强组织领导，落实主体责任。四川省委省政府对公路安保等工程建设高度重视。省政府成立了以主要领导任组长的道路交通安全综合整治领导小组，并在 2016 年组织开展专项行动。

二是加强督促指导，推进项目建设。召开路网结构改造项目推进座谈会，与部分市（州）交通运输局相关人员进行了广泛交流，要求其落实责任，加强组织领导，统筹项目推进，将计划安排与项目实施情况挂钩，对计划执行不力的市（州），在计划安排时给予处罚，加大刚性约束力度，确保年度目标任务顺利完成。

三是严格项目管理，确保工程质量。严格执行项目法人制、招投标制、工程监理制和合同管理制度，规范项目设计、招标、施工、监理、质量监督和行业监管工作。严格执行养护工程、新改建公路项目建设中危桥、安全生命防护工程与主体工程"同步设计、同步实施、同步验收"的"三同步"原则。严格执行交通运输部《公路安全保障工程实施技术指南》《公路交通安全设施设计规范》等技术要求。突出政府主导、部门共同负责的工作机制，强化项目建设的安全和施工过程管理，严把项目建设质量关。

四是落实工作责任，规范统计报送。将路网结构改造工程报表和信息报送工作作为年终考核的重要内容，确保上报准时、内容准确。同时，实行"负面名单"管理制度，将推进严重滞后、存在质量安全等问题整改不力的地区纳入"负面名单"管理，暂停或调减有关计划安排，加强计划管理，提高资金使用效益，确保规划目标和重点工作任务的顺利完成。

2. 严格道路运输安全管理

一是强化道路运输车辆动态监管。四川省3万多"两客一危"车辆全部安装了主动智能防控系统,实现了全覆盖。同时建立了行业监管平台,进一步强化车辆动态管理。

二是紧盯营运驾驶员关键环节。持续保持对违法违规驾驶员严管重罚高压态势,严格落实记分管理刚性措施,通过约谈告诫、纳入"驾驶员重点监控名单和行业禁止进入名单"等强制约束手段,使驾驶员安全行车。

三是积极构建协同监管机制。建立了四川省交通运输厅与公安交警部门数据交换共享机制,推动交警部门对监控平台发现的"两客一危"车辆超速、疲劳驾驶等违法违规驾驶行为进行处理,形成部门监管合力。完成了《道路运输安全生产违法行为与营运车辆保险费率浮动备忘录(征求意见稿)》,积极推动将危险货物道路运输驾驶员动态监控数据作为保险费率浮动的因子,充分发挥保险参与风险评估和事故预防功能。

四是健全风险分级管控。坚持每季度对违法违规行为突出或存在重大安全风险隐患的风险企业公示曝光,制定风险企业"三个一"整改措施,提升风险管控能力。

3. 提升企业安全自律意识

一是安全评估促提升。制定《四川省道路危险货物运输企业安全生产状况评估评分标准》《四川省道路旅客运输企业安全生产状况评估评分标准》,分门别类量化企业管理指标,同时将接受行业考评合格的企业进行四川省公示,积极营造争优创先的良好竞争氛围,引导企业自觉对标对表,不断完善安全管理,从而促使四川省道路运输企业安全管理水平逐步提升。

二是"一书两函"强责任。在四川省范围内开展驾驶员安全驾驶签订不超速、不超载、不疲劳驾驶、不分神驾驶和严禁屏蔽车辆监控设备、严禁酒(毒)驾的"四不两严禁"安全承诺书,组织企业主要负责人和安全管理人员签订"尽七项职责、盯两个关键"安全提醒函,以简洁、明了的方式让道路运输行业三类关键人员明责任、强担当、提升自律意识。

4. 落实运输企业安全生产主体责任

一是全面推行清单制管理。制定印发《四川省道路客货运输企业及汽车客运站安全生产管理岗位责任清单(参考模板)》,督促指导道路运输领域企业全面落实"清单制"管理,将安全生产责任落实到部门、岗位和最小工作单位,推动形成横向到边、纵向到底、全员覆盖的安全生产责任闭环管理体系。

二是全面推行安全教育培训监管。创建安全教育培训监管平台，采用教育培训信息化和日常化监督管理办法，督促道路运输企业将安全教育培训情况上传平台接受行业监管，有效强化了企业安全教育培训责任落实和教育质量提升。

5. 强化安全运行监管能力和安全生产基础支撑

始终坚持以问题为导向，迅速采取有力措施，把行业道路交通安全各项工作特别是事故预防工作抓紧抓实抓好，形成从上到下高压态势，牢牢守住"不发生重特大事故，有效遏制较大事故，严格控制死亡事故"的底线，行业安全生产形势总体稳定。2019年以来，四川省公路水路行业安全事故率和死亡人数呈逐年下降趋势。2020年四川省共发生统计范围内公路水路行业安全事故123起，同比下降28.5%，其中公路管理领域未发生事故。

（三）预防和减少伤害

1. 狠抓严重精神障碍管理治疗

建立卫生健康、政法、公安等部门的精神卫生厅际联席会议制度，将严重精神障碍患者管理纳入"平安四川"建设对政府的考核内容。建立完善"3+6+N"的公共精神卫生管理体系及乡镇（街道）"综合管理小组""关爱帮扶小组"，基本形成"省、市、县、乡、村"五级综合防治网。各项指标较同期均大幅提高。

2. 强化重点人员管控

加强肇事肇祸等严重精神障碍患者管控。按照变"事后处置"为"事前预防"的思路，创新严重精神障碍患者风险评估机制。指导各地公安机关会同相关部门、涉及地乡镇（街道）成立风险评估专班，将四川省严重精神障碍患者全部纳入管理视线。依据患者危险性评估等级、现实状况、家庭监护、治疗服药、经济收入、涉及纠纷警情等情况综合分析研判、集体研究会审后，按照A、B、C三级从高到低确定风险等级，将真正的高危患者凸显出来。严格落实户籍地和居住地"双列管"责任，极大地防止了患者因病情不稳而发生肇事肇祸等现实危害行为。

3. 严防涉老年人诈骗

针对老年人容易成为涉电信网络诈骗犯罪侵害对象的情况，组织四川省公安机关治安、户政部门和派出所加强对辖区老年人开展反诈知识宣传。依托"四川e治采"App点对点任务分发模式，指导四川省派出所社区民警及时对受害老年人汇款转账行为进行精准劝阻，挽回经济损失。

（四）强化突发事件应急处置

1. 管理体制建设

在新冠肺炎疫情防控阻击战中，四川省委成立应对疫情工作领导小组，四川省政府成立疫情应急指挥部，设立疫情防控、医疗救治等 13 个工作组，各部门分工明确、协同联动，做到应急处置措施快速落地、流程规范有序。

2. 协作交流机制建设

四川省持续深化不同层级的卫生应急交流协作，先后与以色列、我国香港特别行政区建立长效协作机制，参与建立了西部 8 省份鼠疫防控机制、川渝应急协作机制、长江中上游五省份、泛珠九省份等区域协同机制，与 31 个省份建立新冠疫情联防联控机制，推动构建省内五大经济区卫生应急协同联动机制，逐步形成有效协同、共防共控的卫生应急联动格局。

3. 监测预警机制建设

突发公共卫生事件网络直报系统已实现省、市、县三级医疗卫生机构全覆盖，事件报告的覆盖率和及时率不断提升；利用"互联网+"技术，建成四川卫生应急个人移动终端，提高了突发事件信息报送的便捷性、准确性和可追溯性。

4. 预案体系建设

先后发布《四川省突发公共卫生事件应急预案》《四川省突发公共事件医疗卫生救援应急预案》和《四川省应对新冠肺炎应急预案》等各类卫生应急预案、应急工作规范和技术方案 40 余个，市、县两级也分级分类制订了相应卫生应急预案 2 000 余个，形成了分层次、分专业、分级别的预案管理体系。

5. 应急队伍建设

构建国家、省、市、县四级卫生应急队伍体系。依托四川大学华西医院、四川省人民医院、四川省骨科医院建成 3 支国家级紧急医学救援队伍，其中以四川大学华西医院为主体的国家卫生应急移动处置中心为全球第一支非军方国际最高级别应急救援医疗队伍；依托成都中医药大学附属医院、四川省疾病预防控制中心、核工业四一六医院等建成 8 支省级紧急医学救援队伍。截至 2020 年底，四川省已组建各级各类卫生应急队伍 1 100 余支、队员 1.6 万人。

6. 防控能力建设

通过等级评审，促进疾病预防控制机构能力水平提升。截至 2020 年年底，四川省共建成 10 个三级甲等疾病预防控制中心，19 个三级乙等疾病预防控制中心，68 个二级甲等疾病预防控制中心和 97 个二级乙等疾病预防控制中心，三州实现所有疾控机构达到二级乙等以上水平。稳步推进四川省公共卫生临床中心和成都、泸州等六大区域重大疫情防控救治基地建设，加快实现市（州）传染病院区全覆盖、市辖主城区以外的县（市、区）综合医院（含中医医院）全面建立传染病科（病区），完善疫情防控救治网络。

7. 物资储备建设

四川省财政每年划拨卫生应急储备资金，结合事件处置需要，统一调拨使用。在四川省人民医院、四川省疾病预防控制中心等单位设立 4 个省级卫生应急物资储备库，及时更新补充物资，保障急时所需。对部分特殊突发急性传染病的医药需求，联系国药集团储备和调配。自 2020 年 2 月起，四川省各级卫生健康行政部门通过"四川省应对新冠肺炎疫情卫生应急调度平台"对辖区内医疗卫生机构的重点医用物资库存和使用情况实行常态化管理，有效提升了四川省应急医用物资保障水平。

8. 社会素养提升

在联合国儿童基金会支持下，四川省完成了"中国西部地区减轻灾害风险示范区建设项目"，引导妇儿群体提高防范自然灾害伤害的意识。开展"卫生应急示范县"的评优达标活动，在四川省创建国家级示范县 5 个，省级示范县 45 个，提高基层卫生应急储备和协作联动效率。整合现有医疗与医学教育资源，在四川省开展卫生应急救援知识和技能进企业、进社区、进学校、进农村、进家庭等科普活动，提高全民应急防范意识和自救互救能力。

（五）完善口岸公共卫生体系

1. 构建完善的口岸疾病预防控制体系

一是开展监测预警。依托联防联控机制，密切监测境外疫情形势，定期汇总阳性检测数据，联合省委外办开展新冠肺炎疫情风险研判，每月形成《成都口岸境外输入新冠肺炎病例情况分析报告》。结合通航情况、入境人员特点，每周形成情况报告，选取关注航班对现场海关进行工作重点提示。落实成渝地区双城经济圈工作举措，联合重庆海关定期发布《成渝地区双城经济圈渝蓉海关疫情信息周报》。重点航班做到"一机一方案"，动态完善口岸精准防控策略。

二是严格口岸卫生检疫。执行国务院联防联控机制及海关总署工作部署，落实"三查三排一转运"等检疫措施，从严实施健康申明卡核验、两道测温、采样检测、信息通报和移交处置。根据疫情形势变化，落实简化检疫环节、优化口岸采样等工作要求。

三是加强联防联控，落实入境人员联合排查、转运移交、病例追溯等合作机制，确保无缝对接、闭环管理，实现入境人员"零脱管、零遗漏"。

四是坚持"多病共防"。开展疟疾、登革热等虫媒传染病检测以及流感等呼吸道传染病监测，防范拉沙热、埃博拉病毒病等重大传染病，严防疫情风险叠加。

2. 构建完善的口岸突发公共卫生事件应急管理体系

一是推动口岸设施设备提档升级。完成口岸负压隔离室等检疫场地改造、卫生检疫信息化系统、模块等上线运行，持续巩固双流机场口岸应急处置能力。

二是加强培训演练。开展一线卫生检疫作业人员安全防护等培训，组织职业暴露应急处置演练，应对突发事件处置能力得到提升。

三是强化技术支撑。成都海关保健中心卫生检疫综合实验室常态化储备传染病病原体检测、媒介生物鉴定及病原体检测、食品/水微生物及理化检测200余项鉴定及检测能力，积极应对口岸突发公共卫生事件应急处置。

3. 构建完善的口岸卫生监督管理体系

一是加强食品安全。落实辖区内食品生产经营企业，特别是大型餐饮企业和航空食品生产企业的监督检查，督促企业落实食品安全主体责任。重点加强航空食品配餐企业回收餐食的处置、来自疫区的重点航班食品餐车和餐饮具的清洗消毒。指导食品生产经营企业（含航食企业）做好从业人员健康监测，保障航空食品安全。

二是开展病媒监测。按照相关工作要求，在成都双流机场口岸、泸州和宜宾水运口岸、青白江铁路口岸开展鼠、蚊等本底病媒监测和输入性病媒监测。

4. 构建完善的国际旅行健康服务体系

一是在新冠肺炎疫情常态化防控基础上，继续完善国际旅行健康服务保障。开展海船船员等健康体检，强化法定传染病监测和预防接种管理，确保生物样本、信息安全和实验室安全。

二是加强健康宣传教育，开展全国疟疾日、爱肝日、世界艾滋病日等主题宣传教育活动。对埃博拉病毒病、马达加斯加鼠疫、拉沙热、黄热病、登革热等重大传染病疫情开展健康宣传教育和入境人员重点排查。

5. 构建完善的口岸核生化反恐体系

一是完善口岸核生化反恐工作制度。成都海关制（修）订反恐工作方案、应急预案，明确了工作职责、工作要求、协作方式等，进一步建立健全了口岸监管环节核生化反恐制度体系。

二是进一步提升口岸核生化反恐物防能力。在机场海关、泸州海关等重点监管现场新增配置固定式辐射探测设备，进一步完善口岸监管现场反恐设备配置，指导各监管现场做好现有设备的日常维护和定期校准，规范开展常态化核生化监测工作。

三是进一步提升口岸核生化反恐人防能力。组织开展反恐实战演练，拍摄核辐射突发事件应急处置演练教学视频，举办核生化反恐业务培训。

第六节　发展健康产业

一、持续优化多元办医格局

（一）完善政策体系

2019 年，四川省印发《关于进一步促进社会办医健康发展的实施意见》，从激发社会办医投资活力、改进社会办医金融服务、提升社会办医竞争实力、降低社会办医运营成本、拓展社会办医发展领域、支持社会办医人才建设、强化社会办医支撑保障、加强社会办医监督管理 8 个方面制定 26 条政策措施，进一步优化社会办医发展环境。

（二）提升服务能力

四川举办社会办医疗机构院长职业化培训、社会办医院等级评审培训班、院长培训班，以医联体、专科联盟、对口帮扶等方式，深入开展公立医院"大手拉小手"帮扶社会办医院活动。在国家卫生健康委员会的支持下，首次遴选 15 家非营利性二级甲等及以上社会办医疗机构，实施社会办医院医疗服务能力提升建设项目，促进医疗机构医疗服务能力和技术水平提升。部署"民营医院管理年"活动，印发《四川省 2020—2022 年"民营医院管理年"活动实施方案》。规划 5 个片区开展四川省民营医院管理年培训，成都片区有 6 万多人次在线上观看。本次巡回培训是四川省历史上最大的一次针对民营医院的培训，是民营医院和公立医院第一次如此深度的交流和融合。

（三）规范依法执业

四川省印发《关于进一步加强社会办医疗机构依法执业管理的通知》《关于加强社会办医院级别类别及命名管理的通知》，完成四川省 1 000 余家民营医院的级别、类别及命名设置纠正指导，从源头促进社会办医持续、规范、健康发展。依托医疗"三监管"平台，对社会办医疗机构医疗费用、药品、耗材使用等涉及医疗费用指标进行动态监管。加强对四川省医院协会社会办医分会的指导，以诚信体系建设为重点，制定"行业自律 10 条"，形成政府监管与行业自律相结合的工作局面。

（四）开展等级评审

按照以评促建、以评促改、评建并举、重在内涵方针，组织医院参加等级评审，促进医院标准化、规范化、科学化和现代化建设。2021 年 4 月，四川现代医院、四川友谊医院、成都西区医院、成都上锦南府医院、四川锦欣妇女儿童医院、成都爱迪眼科医院、绵阳万江眼科医院共计 7 家社会办医新晋三级甲等医院，实现了四川省社会办医"三甲"零的突破，是四川省社会办医发展史上的一个里程碑。

二、健康服务新业态繁荣发展

（一）创建健康服务业示范市（县）

组织编制健康服务业示范市县建设标准，规范建设评价工作。支持攀枝花、雅安编制健康服务业示范市建设标准，设置 28 个指标，规范创建工作。支持洪雅县编制健康服务业示范县建设标准，通过打造具有引领作用的健康服务业县，带动四川省健康服务业快速发展。

（二）加快项目"引进来"

四川举办"2019 中国中医药产业创新大会暨四川中医药产业投资对接会""2019 中国（四川）中医药大健康博览会""四川（深圳）医药健康产业推介会""第二届成都国际医美产业大会暨'医美之都'高峰论坛"等活动，并借力西博会等，开展产业链招商，并针对赛洛菲、阿斯利康、辉瑞、太极集团等 7 家国内外知名企业精准发力、开展高层互动招商，累计签约项目 80 余个，总投资近 900 亿元。

（三）推动服务"走出去"

四川省第二中医医院、成都市健康服务业商会与荷兰马斯特里赫特生命科学产业园签署共建荷兰中医药中心框架协议。四川省中医院建设运营的黑山中医药中心被确定为 2019 年度国家中医药国际合作专项中。CGCM 中药全球化联盟西南区域联盟成立大会暨学术论坛在成都中医药大学举行。参加四川-澳门及葡语系国家中医药现代化国际科技合作交流推介会，组织 4 家四川省属医院报名参加第二届中国国际进口博览会四川交易团。

（四）发展战略性新兴产业

四川省大力发展健康旅游，创新发展景区"治未病"新业态，推进"天府旅游名县"创建，推动县域旅游发展提质增效。经申报推荐、竞争评选、考核认定、社会公示，四川省委、省政府命名成都市青羊区、都江堰市、剑阁县、峨眉山市、阆中市、长宁县、广安市广安区、汶川县、稻城县、西昌市

10个县（市、区）为首批"天府旅游名县"。积极打造森林康养示范基地建设，举办第三届中国森林康养及乡村振兴大会。积极发展健康金融，深化在民生资金高效率管理、优化投融资环境、促进健康保险发展等方面的交流合作。

（五）布局健康基本产业群

四川省积极围绕全生命周期推动产业链建设，布局医疗、医药、保健品、健康管理以及健康养老五大基本产业群，以创新业态为突破推进健康管理服务。持续促进成都八大处医疗美容医院、四川口腔医院等医疗机构发展。新希望集团与四川省人民医院合作的晓康之家健康管理中心成功开业。积极深化产业链上下游协作配套，培育金域医学检验、大家医学检测、羽医医院管理等第三方医学服务商业模式，加快产业聚集。以5G智慧医疗试点为契机，鼓励医疗卫生机构、电信运营商、信息平台系统提供商、医疗设备制造商、科研院校等产业链协同配合，打造基于5G的移动医疗需求对接平台，扩大移动医疗设备供给，促进移动医疗产业升级。泸州市将医疗康养产业纳入《泸州市全域旅游发展规划及实施方案》重要内容，积极推动泸县中医药医疗旅游产业发展；攀枝花市以打造集"医疗、养生、养心、休闲"于一体的健康旅游综合体为目标，培育了普达十方养生会馆、红格温泉度假酒店等一批特色健康旅游项目；资阳市全力打造国际口腔装备材料基地、国际口腔医美目的地、国际干细胞全产业链基地等康养目的地，重点发展健康养老医养结合基地。

三、构建体育产业发展空间布局

（一）构建产业布局

四川省将体育产业发展融入四川省"一干多支、五区协同"战略部署，以四川省户外资源禀赋为依托，引导四川省冰雪、山地、水上、汽摩、航空和武术等运动项目产业合理布局。开发一批以攀岩、皮划艇、滑雪、滑翔伞、汽车越野等为代表的户外运动项目，规划了绿色生态山地运动、蓝色水上运动、白色冰雪运动三大运动产业带，对户外运动、水上运动、航空运动等进行合理布局，构建起了四川省体育产业"一核三带五区"发展空间布局。

（二）完善政策体系

突出规划引领，相继完成《四川省体育产业发展总体规划（2019—2023年）》《关于加快发展体育竞赛表演产业的实施意见》《四川省体育服务综合体等级管理办法（试行）》及《四川省体育综合体等级划分与评定标准》《四川省体育产业示范基地（单位、项目）管理办法（试行）》等四川省体育产业发展政策体系。

（三）培育示范引领

全力推进示范项目、精品项目、消费试点城市等载体打造，积极申报国家级示范项目。支持雅安市建设体育产业创新试验区，探索体育产业发展的"四川模式"。2020年，获评国家体育产业示范基地、国家体育产业示范项目、国家体育消费试点城市各1个，全国社会足球场地设施建设重点推进城市3个。入选中华体育文化优秀项目、中国体育旅游精品项目共16项，2项入选总数排名全国第一。入选全国体育服务综合体典型案例3个，位居全国第三。2020年，首次启动省级体育产业项目评审工作，评出首批省级体育产业示范基地（单位、项目）8个。

（四）全国首创组建川体集团

2019年9月，四川省采用混合所有制模式组建成立了省级体育产业发展平台——四川体育产业集团，开创全国先河。四川省自主赛事品牌"全域天府"系列赛已陆续推出"跑遍四川""骑遍四川""飞遍四川"等多项赛事，吸引直接参与人数近120万人，影响传播力超过6亿人次。四川省以体育赛事带动全民健身，拉动体育消费，推动四川省体育产业高质量发展。

（五）融合发展推进"体育+N"

四川省从实施文体旅游新业态培育工程、新品牌建设工程、新消费示范工程等3个方面制订文体旅培育发展方案；鼓励医院培养和引进运动康复师，积极探索"运动处方"，推动形成体医融合的疾病管理和健康服务模式；推动青少年文化学习和体育锻炼协调发展，提高体育在教育全过程中的比重；鼓励引进体育专业人才和机构为学校体育课外训练和竞赛活动提供指导。

四、发展药品及医疗器械产业

（一）坚持统筹协调发展

1. 强化规划引导

四川省印发了《医药健康产业培育方案》，制定了《四川省中药材产业发展规划（2018—2025年）》《四川省康复辅助器具产业实施规划（2019—2021年）》和《关于进一步促进社会办医健康发展的实施意见》等政策文件，提出了医养结合发展指导意见，强化整体规划引导。

2. 完善工作机制

根据四川工作实际，调整扩充部分成员单位，印发《医药健康产业联系机制成员名单》，明确办公室设置和成员单位分工，并结合国家最新出台的《健康产业统计分类》，研究确定医药健康产业统计指标及边界内涵，健全了运行监测机制,形成"一盘棋"推动格局。

3. 加强政策支持

四川省围绕医药制造业、医贸流通业、健康服务业以及康复辅具等重点领域,积极整合科技、产业创新与技改、园区、新兴产业等专项资金与政策;着力推动重大新药创制试点示范、康复辅助器具、鼓励社会办医等加快发展;研究设立中医药研发专项基金,加大医药健康产业的政策支持力度。

4. 优化产业布局

围绕四川省"一干多支"总体布局,依托区域特色资源和产业基础,积极引导各市(州)和重点区域、重点园区突出优势、协作发展。重点发展高附加值、引领作用强的国家级生物药、高端制剂和高端医疗器械;成都平原经济区重点发展制剂配套、现代中药、植物提取物;川南、川东北经济区重点发展中药种植、加工提取及制药制剂,同时积极布局国家级原料药生产基地;攀西和川西北经济区重点发展特色中药材及饮片加工。

5. 打造特色产业园

发挥成都主干园区的龙头作用,聚焦全球产业链高端,加快医药健康产业功能区建设。"天府国际生物城"重点发展生物医药、生物医学工程、生物服务、健康新经济4大产业;"成都医学城"重点突出医学、医药、医疗"三医融合"发展理念;"天府中药城"重点发展中药材种植、医药制造贸易、山地康养。同时,依托各地优势,着力打造绵阳、广安等3个国家级经济技术开发区,泸州、德阳等5个国家级高新技术产业开发区,加快推进攀枝花、温江康复辅助器具"一园两区"和资阳中国牙谷科创园建设,强化成都-广安岳池生物医药"双飞地"协作,着力推动医药健康产业集聚发展。

(二)大力发展药品产业

1. 推进中医药产业布局

四川加快建设现代农业"10+3"产业体系总体战略部署,牵头推动"川药"发展;印发《四川省中药材产业发展规划(2018—2025年)》,拉动中医药全产业链发展;推进中药材溯源体系试点,选取苍溪县、南部县开展中药材溯源工作;出台《关于加快四川省中医药健康旅游发展的实施意见》,构建"一核四区"中医药健康旅游与中医药产业融合发展格局;实施中药材产业扶贫行动,开展贫困地区中药材种植技术培训工作、建设"示范基地"和"定制药园"等,带动贫困地区种植中药材增收致富。

2. 全面打造"川药"品牌

四川省大力开展中医药大健康产业博览会,全方位、多角度展示四川中医药；举办乐山中医药博览会，搭建中医药全产业链高质量交流对接平台；积极参与第六届中医药现代化国际科技大会，组织中医药和生物医药产业推进分会，宣传推介四川特色中医药产品，提升品牌效应。

3. 发展现代医贸流通业

四川省着力推动国药四川药品物流配送网络体系、成都中药材天地网全国"互联网+道地药材"电子商务基地、广元九州通秦巴道地中药材仓储物流中心、泉源堂等医药批零新模式项目建设，鼓励和推动"网订店取""网订店送""无人售药机"等新型药品销售模式创新发展。

（三）发展医疗器械产业

近年来，四川省大力推动医疗器械产业发展。2019 年，四川大学医疗器械监管科学研究院揭牌成立，国家药品监督管理局首个医疗器械监管科学研究基地落户成都。同时，国家药品监督管理局医疗器械技术审评中心与四川省药品监督管理局在成都签署推进医疗器械审评审批能力提升合作协议，成立国家药品监督管理局医疗器械技术审评中心医疗器械创新四川服务站。四川省坚决贯彻国家"研审联动"重大举措，实施重点园区派驻制和重点项目跟踪制，向成都市温江医学城、天府国际生物城等派驻专业人才，提供"一站式服务"。

1. 加快康复辅助器具产业发展

四川省印发了支持康复辅器具产业发展 22 条政策措施，规划成都医学城、攀枝花西区康复辅助器具产业园以及中国牙谷（资阳）等作为四川省康复辅具重点承载区，集中统一布局；举办"全国百家康复辅具企业四川行"等系列招商活动，成功引进午跃科技、台湾德林义肢、翔宇医疗等知名企业，签约金额达 30 亿元。

2. 加快高原健康氧产业发展

四川省在阿坝、甘孜两地开展以"高原氧、健康行"为主题的试点示范建设，通过有力组织保障、因地制宜设置、区分场景投放、广泛有效宣传，仅 2019 年"十一"黄金周期间，就为 5 000 余人次提供弥散式供氧服务、销售便携式氧气瓶 6 000 余瓶及其他用氧服务，缓解高原反应游客人数超过 1 万人次，初步构建了覆盖甘孜、阿坝主要旅游干线的高原健康用氧服务网。

五、发展绿色食品、品牌餐饮产业

（一）稳步提升绿色食品发展水平

1. 逐步扩大总量规模

四川省绿色食品有效用标企业 600 多家，创建全国绿色食品原料标准化生产基地 60 多个。绿色食品规模位居西部前列，基地创建数量位居全国第二。

2. 不断优化产业基础

四川省绿色食品产品种类齐全，涵盖面广，包括粮油及其制品、水果、蔬菜、茶叶、酒类、肉类、禽蛋等。一大批农业产业化龙头企业加入绿色食品行业中。在绿色食品企业中，四川省有 16 家国家级农业产业化龙头企业、94 家省级农业产业化龙头企业。

3. 切实加强证后监管

四川省坚持绿色食品发展与证后监管并重，扎实开展企业年检、市场监察、产品质量抽检，确保了产品质量稳定可靠。产品抽检合格率均保持在 99% 以上。

4. 扩大绿色品牌影响

四川省不断强化市场营销服务，支持专业营销和电商平台建设，多渠道拓展市场，扩大绿色食品品牌影响力，促进优质优价市场机制形成；坚持绿色食品精品定位，严格许可审查，加强证后监管，强化淘汰退出机制，确保产品质量和规范用标，不断提升绿色食品品牌公信力和美誉度。

（二）引导发展健康品牌餐饮

1. 加强餐饮行业安全意识

四川省引导成都市餐饮同业公会、成都市烹饪协会、成都市消费者协会等行业协会对餐饮企业提出倡议，严格遵守《中华人民共和国食品安全法》及相关法律法规；开展针对餐厨垃圾管理的宣传活动，加强行业从业人员的教育培训，强化餐饮行业食品安全意识。

2. 发展强化餐饮品牌建设

四川省支持"川菜走出去"，鼓励餐饮企业运用现代流通方式在境外投资开设连锁店、建设中央厨房、创新提升川菜品牌。

3. 助推川菜标准化建设

四川省出台《中国川菜烹饪技术用语及菜名翻译规范》省级标准。宜宾、泸州等地制定出台"宜宾燃面""豆瓣坨鱼"等对应的 4 项地方标准，助推川菜标准化建设。

4. 加强餐饮诚信建设

四川省指导成都市首创餐饮明码标价，试行菜单标准化精细化标识；针对食品质量、标准规范以及登记工作等多个环节，指导成都市创新建立了协调推进机制；建立了部门协调推进机制，印发了《关于提升成都市部分特色街区餐饮门店精细化管理水平的通知》，在太古里、宽窄巷子、锦里三条特色街区的景区餐饮门店开展规范餐饮菜品精细化标识示范工作，系国内首个餐饮业明码标价行业规范。

六、发展"互联网+健康医疗"产业

（一）健康信息化为发展赋能

1. 夯实全民健康信息化发展基础

四川省推进全民健康信息平台建设，绵阳、广元、宜宾、成都和攀枝花等地全民健康信息平台分别通过国家互联互通应用成熟度四级甲等和三级测评。四川省推进机构信息化建设，超过90%的二级以上医疗机构建立了医院管理、检验检查、医学影像等信息系统。800多家医疗机构申报了电子病历系统应用水平分级评价，四川大学华西医院、四川大学华西第二医院、四川省人民医院、西南医科大学附属医院和自贡市第四人民医院等通过了五级初评。成都市第三人民医院等5家医疗机构通过国家互联互通标准化成熟度四级甲等测评。在数字化医院的基础上，四川省启动智慧医院建设，35家医疗机构被评为四川省首批智慧医院。四川省人民医院在四川省率先设立信息首席官，统筹谋划医院信息化建设。四川省建成医疗"三监管"平台，对四川省各级各类医疗卫生机构进行动态监管。

2. 开展"互联网+医疗健康"便民服务

四川省全力推进"互联网+医疗健康"示范省建设，开展"互联网+医疗健康"便民惠民服务。到2020年年底，四川省审批设置59家互联网医院，累计注册电子健康卡3 120余万张，远程医疗服务覆盖2 200余家医疗机构，开展网络咨询、网络复诊和电子处方等服务125万人次。四川省医保局将互联网复诊、远程会诊、远程病理会诊、远程胎心监测等项目纳入医保支付政策。超过六成的二级以上公立医疗机构提供"扫码就医"服务，极大降低了反复办卡、排队挂号缴费等非医疗成本，显著改善了患者就医体验。四川省推进家庭医生电子化签约服务，实时采集上传、动态更新居民电子健康档案；依托全民健康信息平台，推进公共卫生信息系统与居民电子健康档案的联通整合。截至2020年年底，四川省已建立电子健康档案8 100多万份，成都、泸州、绵阳、广元等地试点向居民开放查阅个人电子健康档案。四川省先后举办两届全国"互联网+健康医疗"创新创业大会，研讨互联网医疗领域的前沿话题，交流新锐思想、解读政策规范、分享成果经验，促进"互联网+医疗健康"融合发展。四川省支持部分地区、医疗机构率先开展"互联网+医疗健康"新技术、新应用创新试点。

3. 推动健康医疗大数据发展

2020 年，四川省印发了《四川省健康医疗大数据应用管理办法（试行）》，加强健康医疗大数据服务与管理。四川省组织成都等地向中国卫生信息与健康医疗大数据学会申报健康医疗大数据应用示范中心及产业园试点市；成立省健康医疗大数据中心，汇聚人口信息、健康档案、体检信息、门诊住院信息及 8 万余家医疗机构的医疗服务和卫生资源信息。四川省采用大数据技术，开展患者转院或跨级就诊、产儿科疾病预测、肿瘤疾病筛查等方面的应用研究。

（二）发展"互联网+健康医疗"产业

1. 开展 5G 技术应用试点

四川省支持四川大学华西医院、四川省人民医院等医疗机构，积极探索 5G 在医疗领域的研发应用。四川大学华西医院实现全国首次 5G 网络多地会诊及手术指导，四川大学华西第二医院推出 24 小时"5G+VR"新生儿探视服务。四川省人民医院的 5G 城市医疗应急救援系统实现全球首次应用于宜宾长宁抗震救灾工作。四川省卫生健康部门联合中国电信四川分公司开展 5G 健康扶贫试点，验证 5G 智慧医疗技术路线和场景模式，为 5G 智慧医疗大规模应用推广奠定了基础。

2. 发展智能健康制造业

四川省积极探索基于互联网的医养结合服务新模式，开放运用"互联网+医养结合"；支持四川护理职业学院附属医院研发基于云平台小儿脑瘫智能踝足矫形器；协调四川省残联指导推动成果转化，该成果目前已初步具备大规模上市条件。四川省同时支持成都市温江区和攀枝花市康复器具综合产业园区建设。

3. 支持新型药品销售模式发展

泉源堂在成都、广州、西安、重庆、深圳等多座城市开设 200 余家智慧药房（成都 86 家），并提供在线下单 30 分钟送药上门等服务，同时与 GSK、阿斯利康等众多国内外知名药企合作，提供一站式健康管理全链路服务。2019 年"双十一"，泉源堂单店产出全国第一。四川康美智慧药房有限公司以康美实体药店为载体，推出 24 小时自动售药机，装载乙类非处方药和二类医疗器械等 50 余种药械，并配备药品查询机，方便消费者随时购药。

4. 引导"互联网+道地药材"发展

成都小豆科技有限公司（原成都中药材天地网有限公司）在全国道地药材产区建设 41 个"互联网+道地药材"电子商务基地，通过产前、产中、产后全流程服务，提升道地药材产地的种植、初加工服务水平，从源头上控制药材质量，实现产业链闭环运行。2017 年，四川省利用省内贸流通服务业资金支持该企业 B2B 电商平台"中药材诚实通"发展。截至 2020 年年底，该平台开通店铺 2 万余个，在售商品数超过 15 万个，年浏览量超 3 000 万人次，基本覆盖当前市场流通的全部中药材品种规格，年撮合交易额达 150 亿元。

5. 探索县域"互联网+中药材"模式

四川省利用电子商务进农村示范项目促进县域中药材产业发展。绵阳市北川县引入四川普网科技有限公司建立"普网·药博园"，通过 O2O 聚合模式，建设集种植、加工、贸易、产品研发、技术革新于一体的中药材生态圈。

第四章 健康四川战略的典型案例与经验启示

第一节 成都平原经济区

案例一 华西医院牵头中国国际应急医疗队（四川）建设

（一）基本情况

四川大学华西医院勇担国家队使命，助力"健康中国""健康四川"建设。由该院牵头，四川大学华西第二医院、四川大学华西口腔医院、四川省疾病预防控制中心、成都市疾病预防控制中心共同参与，根据世界卫生组织建设技术指标体系，筹建中国国际应急医疗队（四川），使其具备迅速赶赴现场开展国内救灾和国际救援的卫生应急处置任务的能力。

（二）主要做法

在中国国际应急医疗队（四川）筹建过程中，四川省着重加强以下3个方面能力的建设。

1. 提升快速机动能力

四川省通过科学的流程和体系建设以及集成化、模块化、规范化装备配置建设，使中国国际应急医疗队（四川）能够在突发事件发生后第一时间响应，在接到任务指令后并在规定时间内完成人员集结和物资准备，能够通过航空、水路、铁路以及公路等多种运输形式将专业化的人员和装备快速投送到突发事件现场并开展紧急医学救援。中国国际应急医疗队（四川）主要承担国内国际特别重大突发事件的紧急医学救援和四川省域范围内紧急医学救援任务。

2. 提升现场专业处置能力

该队伍配置核心队员166人，覆盖所有临床医学专业二级学科，其中医生41

人、护理人员65人、疾病防控及后勤等其他人员60人。中国国际应急医疗队（四川）设有普通病房床位40张（含独立的妇产病房、儿科病房、康复病房），重症监护病房床位6张，隔离病房床位4张；能完成200人次/日门诊患者诊治，30台次/日小手术、15台次/日大手术；设有手术室2间；其中，层流手术室1间，能完成常规胸腹部急诊手术，特别是骨科内外固定、神经外科颅脑创伤手术等；全队标准配置下占地面积约9 000平方米，总装备有1 827余件。

3. 提升自我保障能力

提高后勤保障装备配置和队伍的适应能力。在现场水、电、通信基础设施破坏以及基本生活物资供应中断的情况下，应急医疗队的帐篷医院能够独立完成28天的临床医疗工作和自我生活保障。

（三）主要成效

1. 通过世界卫生组织最高级别认证

2018年5月，由四川大学华西医院牵头筹建的中国国际应急医疗队（四川）接受并通过了世界卫生组织专家团队的评估认证。同年5月25日，第71届世界卫生大会期间，WHO总干事谭德塞为中国队伍颁发证书并授予队旗。从此，中国国际应急医疗队（四川）成为全球第十五支世界卫生组织的国际应急医疗队（EMT）队伍，也是全球唯一一支最高级别Type 3的非军方国际应急医疗队。

2. 提升了中国卫生应急的整体能力

这支来自四川的国际应急救援队不仅可以弥补我国特大和重大事件发生时专业队伍力量的不足，提高四川省乃至西南地区的应急医学救援能力；也体现了中国卫生应急整体能力的提升。它必将积极参与全球突发事件的紧急医学救援，承担国际应急医疗救援的使命，为世界各国灾民提供公平的医疗服务，体现中国作为大国的责任与担当。

3. 获得多项社会声誉及行业荣誉

中国国际应急医疗队（四川）在建设过程中以及获得WHO认证后，得到各级领导的指导、视察和关怀。香港特别行政区前行政长官林郑月娥、中央人民政府驻香港特别行政区联络办公室主任王志民、国家卫生健康委员会副主任王贺胜等领导分别考察中国国际应急医疗队（四川）帐篷医院，并对该医疗队给予了极高赞扬和评价。2018年7月，中国国际应急医疗队（四川）被评为"中国好医生、中国好护士"5月度团队。2018年12月，中国国际应急医疗队（四川）在由国家卫生健康委员会主办、健康报社协办的"寻找生命英雄"活动中被授予"和平使者"称号。

（四）经验启示

四川大学华西医院建成全球第一支最高级别的非军方国际应急医疗队，对推动四川卫生应急发展和对外交流具有里程碑意义。在各类灾害和突发事件中，卫生应急体系是必不可缺的重要保障。国务院办公厅印发的《"十四五"国民健康规划》明确要求"依托大型综合医院，建立健全分级分类的卫生应急队伍，提高紧急医学救援能力"。四川大学华西医院勇挑重担、筹建中国国际应急医疗队（四川），这是深入贯彻落实"健康中国""健康四川"建设要求的体现。卫生应急队伍建设，要融合医疗、防控、检测、管理等多个专业，打造可以独立处置突发事件的"作战单元"，促进卫生应急队伍功能由单一性向综合性发展。

案例二 四川省人民医院中西医协同旗舰医院建设

（一）基本背景

中医药作为我国独特的卫生资源、潜力巨大的经济资源、具有原创优势的科技资源、优秀的文化资源和重要的生态资源，在经济社会发展中发挥着重要作用。按照国家、四川省行政主管部门对综合医院发展中医药服务的有关要求，四川省人民医院坚持中医药传承与创新，紧密联系医院中西医服务现状，通过普及中医文化，提升中医学科发展水平，推动中西医协同发展，创新中医服务模式；促进中医药医教研一体化发展，彰显中医药在多种疾病治疗中的特色和优势，开创大型综合医院高质量发展中医药事业的新局面。

（二）具体做法

1. 坚持宗旨和发展理念

四川省人民医院坚持以全民健康为中心的发展宗旨，以深化中西医协同医疗服务供给的结构性改革、提升西部地区大型综合医院中西医协同医疗服务水平为根本动力，立足四川，辐射西部，面向全国，接轨国际，对标国家区域医疗中心，以最高标准、最好水平，建成学科齐全、技术先进、特色鲜明且西部领先、国内一流的智慧型中西医协同旗舰医院，与川渝经济圈建设战略对接，切实助力提升中国西部地区的人文环境、民生福祉和健康等级。医院秉承"一院多区、协同发展；全面推进、重点突出；科教兴院、人才强院"发展理念，以院本部为主体，包括青羊院区（院本部、皮肤病性病研究所、省老年医学中心），洪河院区（东院）、温江院区（省精神医学中心）、高新科研基地（实验动物研究所）、成都铁路卫生学校，形成集临床医疗、保健医疗、教学科研于一体的发展格局。

2. 提升中医药服务水平

四川省依托医院新建"综合科研大楼",配齐中医药科学研究设施设备;探索建立医疗服务与科学研究、科技创新与产业转化深度融合、中医与西医联合诊疗、临床与基础研究互为一体的运行管理机制;聚焦眼科、神经内科、肾病内科、急诊科、妇科、肛肠科、骨伤科、老年病科(治未病)等重点优势专科群建设,开展中西医联合攻关,提升优势病种诊疗水平,推进多学科交叉创新;系统加强科技创新平台建设,搭建中医药特色明显、区域开放共享和成果转化应用的支撑平台网络,带动区域中医药健康服务和产业发展,全面提升中医药传承创新能力。

3. 提升医院智慧化水平

四川省不断提升医院的智慧化水平,充分利用5G、物联网等技术夯实智慧医院的发展基础,构建基于人工智能的医学影像识别、基于物联网技术的患者生命体征集中监测等应用以提高诊疗效率。四川省构建以患者为中心的智能导医分诊、网上预约、智能停车的智慧化服务;构建功能健全的互联网医院,24小时在线为患者提供诊疗服务、药品流转、医保支付等服务,以提升患者就医体验;构建自动配药、物流运输机器人、基于RFID的患者安全管理等智慧化管理应用,以提升医院精细化管理水平。

(三)主要效果

四川省未来将建成"一中心、两基地、三平台"的国家级中西医协同旗舰医院,即四川省中西医协同诊疗中心(8个专科)、中西医协同适宜技术推广基地、中西协同大数据研究平台、中西协同互联网慢病管理平台、中西协同研究转化研究平台。

立足"十四五"发展机遇,医院将紧紧围绕建成"全国综合医院中西医协同示范医院"。力争到2025年,实现中西医协同优势专科达8个,名老中医药专家传承工作室增加到8个、学科带头人新增8个、学科骨干增加到40人、"西学中"人才达到50人以上,中医类科研课题立项增加到200个以上;并实现三个"翻一番":中医博士数量翻一番、中医博士生导师数量翻一番、高层次人才数量翻一番。

以医、教、研、防、管"五位一体"协同共生互助为依托,以全流程的供应链管理、全领域的信息化赋能为手段,推动高质量发展、创造高品质服务、实现高效能治理,建立有品牌、有口碑、有市场影响力与公益性兼具的中西医协同医疗与健康综合服务体系,整体提升区域内各类疾病防治、健康管理、科学研究等水平。

（四）经验启示

2016 年，习近平总书记在全国卫生与健康大会上提出了新时期我国卫生与健康工作的 38 字方针——"以基层为重点，以改革创新为动力，预防为主，中西医并重，将健康融入所有政策，人民共建共享"。中西医结合是我国卫生与健康发展的独特优势。打造中西医协同旗舰医院，是贯彻落实卫生与健康工作方针的有效途径。《四川省"十四五"中医药高质量发展规划》提出，要打造中西医协同"旗舰"医院、"旗舰"科室、"旗舰"基层医疗卫生机构。四川省人民医院立足"十四五"发展机遇，结合医院自身实际，积极建设中西医协同旗舰医院，推进健康四川建设。

案例三　成都市健康细胞工程建设

（一）基本情况

2016 年，成都市被全国爱国卫生运动委员会办公室（以下简称"爱卫办"）正式确定为全国首批 38 个健康试点城市之一。成都市通过健康城市基线调查发现，当前传染病、慢性非传染性疾病防控压力不断加大，健康服务供给总体不足与需求持续增长之间的矛盾依然突出，健康领域发展与经济社会发展的协调性还有待加强。为此，成都市委、市政府牢固树立了以"大健康""大卫生""大服务""大共享"为理念的全面健康观，决定从城市发展战略层面统筹解决好关系健康的重大和长远问题，并将健康细胞工程建设作为健康城市建设的主要抓手，逐步形成"从下到上汇聚健康细胞"的建设模式。

（二）主要做法

1. 明确建设发展模式

成都市将健康建设任务直接落实到社区、家庭等社会基础单位；通过普及健康知识，倡导健康生活方式，推动健康理念进家庭、进单位；建立起一大批具备健康素养的家庭以及具有良好健康环境和健康文化的各类单位；推动所在社区健康发展，从而在汇聚大量健康社区的基础上推动健康街道（乡镇）的建设，进而带动区县的整体健康氛围，最终为全面开展健康城市建设打下坚实基础。

2. 率先制定标准规范

成都市编制《成都市健康细胞工程建设指导方案》及《成都市健康细胞工程评分标准》，明确了成都市各类健康细胞的创建标准和评估程序，创新制定了健康机关、农家乐以及公园等单位的创建标准。

3. 形成评估反馈闭环

成都市各创建单位在工程周期开始前开展基线调查并了解存在的健康问题，据此制定科学的综合干预策略和措施；在建设周期结束时开展建设效果评价，总结经验教训，形成工作闭环。

4. 督促建立长效机制

为全面落实健康细胞工程建设工作成效，成都市启动健康细胞工程复评工作，以属地自查、交叉检查、市级抽查相结合的方式对已命名的"健康细胞"单位开展复评。成都市根据复评结果对缺乏长效机制的"健康细胞"单位取消命名，完善退出机制，以此督促各市级"健康细胞"单位建立长效管理机制、保持示范引领作用。

5. 着力打造特色亮点

成都市成功打造了"成都市健康城市建设年度十佳案例"评选活动，每年发动全市各级各行业对身边的健康细胞工程建设优秀实践案例进行挖掘，形成了多个可推广可复制的健康城市健康细胞建设经验。

（三）主要成效

群众满意。截至 2019 年年底，成都市共建成市级健康街道（乡镇）80 个，健康社区（村）216 个，各类健康单位 486 个以及健康家庭上万户。每年涌现出的典型案例网络评选活动累计受到千万以上的关注和点击，全市近 450 万户家庭收到免费发放的健康生活工具包，老年人免费接种肺炎疫苗超 150 万剂次，群众健康获得感得到极大提升。

上级肯定。世界卫生组织、全国爱卫办领导专家多次到成都现场调研健康城市建设工作并给予高度肯定；"成都市积极探索夯实基础打造健康城市"健康城市典型案例入选国家卫健委《卫生健康工作交流》（第 242 期），获得省领导的肯定；成都市以健康细胞工程推动健康城市建设的案例入选由中国健康教育中心主编的《将健康融入所有政策实践——地方经验汇编》《中国健康城市建设优秀实践》。2018 年，成都市获评新华社每日电讯首届"健康中国"标志城市；2021 年，成都市荣获 2019—2020 年度健康中国标志城市省会和计划单列市组别第一名，人民日报、新华社等多家媒体报道转发。

（四）经验启示

《"健康四川 2030"规划纲要》提出确定一批健康城市和健康村镇建设试点地区，广泛开展健康社区、健康村镇、健康单位、健康家庭工程，提高社会参与度。成都市将健康细胞工程建设作为健康城市建设的主要抓手，有力地把健康政策融入治理全过程，促进了城市与人民健康协调发展，为健康四川建设贡献了成都经验。

案例四 绵阳市确保母婴安全保障工作有效落实

（一）基本情况

绵阳市始终坚持以政府为主导，将保障母婴安全和维护妇幼健康作为全市经济社会发展重大战略和重点任务统筹推进。绵阳市始终坚持"预防为主""关口前移"，牢牢把握关键点，实现孕产妇安全分娩和精细化管理；不断探索母婴安全管理新机制、新举措，致力于全面保障母婴安全。

（二）主要措施

1. 政府主导，聚焦母婴安全服务体系和机制

一是强责任。绵阳市将母婴安全工作纳入市、县、乡（镇）政府目标考核及对医疗机构综合评价和公立医院院长考核的重要内容，将全市孕产妇死亡率、婴儿死亡率、5 岁以下儿童死亡率等指标列入《"健康绵阳 2030"规划纲要》及《绵阳市卫生计生事业"十三五"规划》中，层层压实责任。

二是固机制。绵阳市坚持内挖潜力强素质与外联资源促发展，加强全市危重孕产妇救治、质量控制与母婴安全指导中心规范化建设，组建妇幼专科联盟实现抱团发展；与上级妇幼机构和重庆市北碚区保持密切沟通和合作，深度参与成渝地区区域协作发展，构建高效畅通的母婴安全网络体系。

三是补短板。绵阳市委、市政府等主要领导先后多次现场调研妇幼健康工作，亲自推动妇幼保健事业发展，在项目争取、财政资金投入、土地调拨等方面给予优先安排；投资 1.5 亿元建设绵阳市儿童医院，该医院已于 2020 年 6 月 1 日试运行。

2. 突出重点，聚焦孕产妇安全分娩关键环节

一是抓预警。绵阳市全覆盖筛查评估孕妇妊娠风险，做到风险早发现、早预警；实施"互联网+安全分娩"项目，搭建"绵阳母子一卡通系统"和"绵阳妇幼健康助手"，为孕产妇提供了医康护养一站式服务。

二是盯高危。绵阳市进一步规范孕产妇救治流程，开辟救治绿色通道，组建市级专家库，建立多对一的个性化救治模式，重点突出高危孕产妇专案管理。2019 年，绵阳市共筛查出高危孕产妇 1.4 万余人，成功救治危重孕产妇近百人。

三是强队伍。绵阳市推行危重孕产妇及新生儿救治标准化、同质化处置流程，邀请业界专家定期开展专题知识培训，举办全市母婴安全急救演练和技能比赛，基层妇幼人员综合处置能力得到明显提升。

3. 创新提升，聚焦孕产妇死亡评审和提高出生人口素质

一是重评审。绵阳市严格落实绩效考核机制，追根溯源，及时开展孕产妇死亡市级评审，分析研判，总结经验，坚决杜绝死亡案例的发生。

二是追责任。绵阳市对保障母婴安全任务措施不落实、工作严重滑坡、发生孕产妇死亡个案的单位和个人，及时约谈县级行政部门负责人，同时通报同级党委和政府；坚决整顿、关停存在严重医疗质量安全隐患的医疗机构。

三是谋提升。绵阳市着力完善产前诊断（筛查）、新生儿疾病筛查等政策，提升出生人口素质；积极安排市级财政支持，将新生儿疾病免费筛查纳入市级民生工程项目。

（三）主要成效

2019 年，绵阳市妇幼健康工作迈入了快车道，母婴安全形势稳中向好，全市妇幼健康工作取得历史最好成绩，各项核心指标创历史新低：孕产妇死亡率为 0，艾滋病母婴传播率为 0，婴儿死亡率为 1.96‰，5 岁以下儿童死亡率为 3.05‰，四川省卫生健康委表彰其为"四川省 2019 年度母婴安全保障工作成效突出集体"并邀请作经验交流发言。

（四）经验启示

《"健康四川 2030"规划纲要》提出"实施母婴安全计划。倡导优生优育，全面实施住院分娩补助，向孕产妇免费提供生育全过程的基本医疗保健服务"。绵阳市高度重视母婴安全，通过政府主导、突出重点、创新提升等方式取得了 2019 年妇幼方面指标四川省第一的好成绩，这正是深入推进健康四川建设的体现。绵阳市主要措施中的"三个三"，对于其他市（州）提高妇幼健康服务水平有较大的参考价值。

案例五　乐山市井研县探索"金字塔"公共卫生管理

（一）基本情况

井研县距离乐山市 37 千米，面积约为 846 平方千米。井研县辖 27 个乡镇、199 个行政村，常住人口约 30 万人。为使群众获得更优质的公共卫生服务，井研县积极探索公共卫生项目管理新机制，目前全县已建成"金字塔"组织管理体系（以下简称"体系"）。

（二）主要做法

1. 狠抓"五统一"，稳固"体系"建设

在项目执行上，井研县实行"统一标准规范、统一部署安排、统一督导指导、统一绩效考核、统一结果运用"的"五统一"管理机制，并将其作为

"金字塔"管理体系正常运行的强力保障。全县上下联动，目标明确，思路清晰，解决了各地过去标准不一、工作散乱、进度缓慢等问题，并不断整合医疗卫生资源，把基本公共卫生服务项目中涉及的体检、随访等工作归并到基本医疗工作中。例如，井研县将老年人健康体检纳入乡镇卫生院医疗门诊进行常规性体检，不再逐村逐户现场体检；以贫困人口健康扶贫为突破口，将高血压及糖尿病患者健康管理纳入各乡镇慢病门诊管理，既能减少医疗风险又能节约医疗资源；加强绩效考核力度，对年度考核分值排名在后三名的乡镇卫生院主要负责人、分管院长和公共卫生科长进行约谈，提高项目执行力，进一步促进项目精准化和规范化管理。

2. 狠抓健康教育，外塑"体系"形象

井研县加强项目执行的信息公开，充分利用"县政府门户网站"、"国家基本公共医疗卫生机构信息报送系统"、单位微信公众号等新媒体向社会公开项目执行机构名称、地址、联系电话及承担项目内容等基本信息和项目工作动态信息。井研县在城区群众休闲娱乐和体育锻炼集中地建立"健康公园""健康步道"，将健康知识融入群众生产生活中。各地在建立本机构内医务人员之间、本机构与村卫生室之间的微信或 QQ 工作群的基础上，独立建立服务对象的微信交流群，开办机构微信公众号，建立家长"预防接种微信群""儿童保健微信群"、孕产妇"妇幼微信群""健康咨询微信群"等，有效拉近医护人员与服务群众的距离，增进医患互信。各地积极开办健康知识讲座、公众咨询、院内病区播放音像视频等社会大众健康教育，统一监制印刷健康教育资料年均 40 多万份，印制家庭医生及项目宣传的手提袋 1 万余个，100 余个"宣传展架"，营造项目工作良性发展氛围，提高群众健康素养。

3. 狠抓队伍建设，夯实"体系"根基

井研县进一步稳定队伍，加强能力建设，采取上派学习、县内培训、到专业机构跟班学习等创新性举措开展基层卫生人员能力提升培训；抽派基层人员参加省、市全科护理技能及项目技能等专项培训，举办"慢病患者健康管理"县级培训活动、"妇幼管理能力"县级培训活动和"基层医疗卫生机构信息管理系统"县级培训活动；抽派乡镇医疗机构妇幼人员到县妇幼保健院跟班学习，有力提升基层卫生人员相关工作技能；规范家庭医生签约服务工作，将乡镇 70 余名全科医生充实到基层家庭医生团队，聘请县级二级医疗机构医务人员集成家庭医生团队，开辟转诊转介绿色通道，力促家庭医生签约服务提质增效；规范村卫生室管理，在全县各村卫生室中统一使用重点人群管理登记本，统一使用乡镇下沉到村卫生室工作任务的外包承揽协议，切实保障乡村两级承担项目工作合法合规合理。

4. 狠抓"互联网+健康"，优化"体系"流程

井研县针对项目各节点构建"互联网+健康"网络体系，逐步实现项目工作电子化管理。全县清理规范"四川省基层医疗卫生信息管理系统"居民健康档案和重点人群健康管理工作，逐步实现电子系统、纸质档案和居民服务"三统一"。全县在乐山市率先启用"巴蜀快医"手机 App 终端电子化管理工作，打通"省基层医疗卫生信息管理系统"电脑端与手机端并轨通道；强化孕产妇"母子一卡通"信息管理系统（众信系统）县乡两级医疗机构的互联互通，向孕产妇开放健康管理微信个人健康检查信息查询；启用"金卫信儿童预防接种信息管理系统"，实现儿童预防接种信息在四川省联网，更加方便快捷地为儿童预防接种提供服务；继续使用全国传染病报告系统、结核病患者健康管理系统和严重精神障碍患者健康管理系统，实现重点疾病的专网管理和直通直报。

5. 狠抓资金管理，保障"体系"供给

井研县在项目资金足额到位的基础上，加强项目资金管理，合理使用项目资金，确保项目资金专款专管和安全使用。井研县同时积极争取财政资金，增添医疗设施设备。部分乡镇卫生院新增了全自动生化仪、心电图机、血细胞分析仪、血球分析仪等医疗设施设备，助推了项目顺利运行。

（三）主要成效

1. 建成"金字塔"项目管理运行体系

井研县致力于项目运行体系的探索，通过多年努力目前已建成"金字塔"项目管理体系。井研县在县委、县政府的领导和市级部门的指导下，以财政局及卫健局为塔顶、5 个片区项目办和 3 个培训基地为平台、28 个乡镇卫生院为主体、318 个村卫生室为塔底，以县级专家库及县级专业机构为技术支撑，自上而下构建成一个完整的"金字塔"结构。该体系广泛辐射并服务于全县 27 个乡镇、199 个行政村、30 万常住居民的疾病防治和健康管理，整体推进全县各地的项目工作，促进了公共卫生均衡化发展。

2. 项目工作迈向电子化发展

全县完成"四川省基层医疗卫生信息管理系统"居民健康档案电子管理，电子建档率达 93% 以上，在乐山市率先启用"巴蜀快医"手机 App 终端电子化管理，实现孕产妇"母子一卡通电子信息系统"（众信系统）县乡两级医疗机构的互联互通，向孕产妇开放健康管理个人信息查询，启用"金卫信儿童预防接种信息管理系统"，逐步实现儿童预防接种信息四川省联网，实行传染

病报告网络、结核病和严重精神障碍等重点疾病专网管理和直通直报。

3. 健康教育得到进一步加强

井研县利用社区、村卫生室、街道、农村集贸市场等阵地，宣传健康素养和健康行为生活方式，利用县委宣传部"微井研"微信平台、手机报、政府网站、微信公众号、微信群等载体普及健康知识，利用重点人群面对面随访、健康体检等时机发放健康教育资料。井研县在城区天宫山打造健康教育公园，在城区茫溪河沿岸打造健康步道。井研县通过这些多渠道多形式的健康教育方式，有效提高了群众健康素养。目前全县群众健康知识知晓率、医疗服务满意度、重点人群家庭医生签约率均达到90%以上。

4. 卫生室管理得到进一步规范

井研县把村卫生室融入项目实施机构，乡村两级医疗机构签订服务协议，明确双方职责、任务和权益。井研县采取门诊医疗、进村入户等方式，向居民提供个性化健康教育、健康体检、慢病健康随访等服务，加强村卫生室督导指导；对村卫生室服务质量进行绩效考核评价。评价结果与村卫生室项目补助挂钩。同时，井研县不断提升村卫生室服务能力，切实保障居民及时得到医疗救治和健康服务。

（四）经验启示

井研县在实施国家基本公共卫生服务项目管理运行上，以基层为基础，以改革创新为动力，积极探索符合当地实情的项目管理新机制（已建成"金字塔"组织管理体系）。井研县的实践表明，该"体系"能够进一步缩小城乡之间的工作差距，有利于促进基层公共卫生均衡化发展，有效提升群众获得公共卫生优质服务满意度。同时，"金字塔"组织管理体系还有效推动了该县卫生健康信息化转型、健康教育促进工作和村卫生室规范管理，对各地公共卫生项目管理有一定的参考价值。

案例六　成都市新津区合理膳食倡"三减"

（一）基本情况

近年来我国居民营养健康状况明显改善，但不合理的膳食行为是影响人群健康的主要危险因素，因此指导人们长期保持健康的生活习惯，合理营养、平衡膳食有着重要意义。2019年成都市新津县（2020年撤县设区）开展国民营养计划试点工作，普及营养健康知识、建设营养健康环境、优化营养健康服务，不断满足人民群众营养健康需求，以均衡的营养、健康的生活方式干预营养相关慢性病的发生发展，努力提高全县人民健康水平。

（二）主要做法

1. 政府主导，确定发展方向

2019 年 5 月，新津县^①政府印发了《新津县国民营养计划实施方案（2018—2030 年）》，成立了以政府主要领导为组长的国民营养计划实施领导小组；制定了《新津县国民营养计划三年行动方案》，实施"营在校园""营在长者""营在自我""营在起点""营在医院""营在产业"六大行动，关注国民生命全周期、健康全过程，同时积极探索膳食营养综合干预进社区的慢病防控新机制。

2. 开展专项调查，发现主要营养问题

新津区积极整合疾控、社区、医院等不同机构的健康监测数据，建立社区居民营养健康信息数据库，为制定慢病防控的营养干预策略提供科学依据。新津区同时与教育、民政、乡镇政府等多部门联合，依托基层医疗机构、学校、养老院开展孕产妇、婴幼儿、学龄儿童、老年人、一般人群营养健康状况专项调查工作，补充完善数据库中的缺失数据。新津区通过基线调查和对居民膳食结构、营养不良、营养相关慢性病的分析，发现居民对盐、肉类摄入偏高，对蔬菜水果、乳及乳制品摄入不足。孕产妇贫血率偏高，学龄儿童、老年人营养过剩是新津区主要存在的营养问题。

3. 多措并举，助推营养干预工作

一是开展营养知识宣传，提升居民营养知识知晓率。新津区组建营养科普队伍，成立由营养健康专家指导团队、营养指导员组建的健康教育团队，打造"1+2+X"全民参与的营养健康教育活动。新津区在健康主题公园设置并定期更换营养健康知识牌、健康宣传栏等，广泛宣传营养健康知识，特别是广泛宣传营养与慢病防控、吃动平衡等方面的知识，营造"人人关注营养健康、人人重视营养健康、人人参与营养健康"的浓郁氛围，让居民成为自己健康的第一责任人。新津区在机关、事业单位、企业、养老院、绿道设立健康加油站，摆放自助血压测量仪、身高体重秤、宣传资料取阅架等，让居民及时了解自身的体重、血压变化。新津区在全区开展不同形式不同层次的宣传活动，依托"健康副校长""家庭医生进社区""健康生活工具包发放"等工作，以全民营养周、全国食品安全宣传周、全国学生营养日、母乳喂养周等为契机，对学生、老年人、孕产妇等不同人群开展了有针对性的预防慢性病的营养健康科普宣传；依托"水城新津""健康新津"等微信平台，结合群众的食物资源和

---

① 2020 年 6 月，四川省人民政府已经同意撤销新津县设立新津区的批复。

饮食习惯，发布营养健康美食介绍，普及营养与慢病防控方面的知识，向居民推广"营养+运动"的健康生活方式；举办"花漾新津·美食就是不一样"创意美食邀请赛，以营养美食文化为核心，将新津营养美食与文化 IP（权）融合，向群众普及营养健康知识，提高营养健康知识知晓率。

二是开展特色行动，提升居民健康行为形成率。第一，"营"在校园，夯实营养健康之基。学校是改善学生体重、降低慢性病风险的关键性场所。新津区在新津中学开展了"营养学校"试点工作；打造"健康营养食堂"，组织食堂工作人员培训，介绍营养健康、科学烹调、合理配餐以及食品安全等相关知识和操作技能；要求学校食堂结合实际情况，根据食堂供餐均衡膳食基本原则进行配餐，并配备身高体重秤、食物模型、平衡膳食游戏转盘、宣传墙报等向全校师生宣传营养相关知识；在学校开展营养健康教育相关活动，由营养健康专家指导团队、营养指导员及"健康副校长"组成的健康教育团队向学生、老师、家长讲授营养健康知识；在新津中学食堂将建立全区第一个"学生餐营养摄入评估信息化系统"。在成都市疾控中心的指导下，新津疾控中心与新津中学、第三方公司已完成系统的前期建设，建成后的信息化系统将强化学生营养监测评估，可视化地呈现每日膳食摄入总表、每月膳食营养达标率、当日配餐食材、就餐学生结构、每周摄入食物种类，通过计算分析学生周期内的合理膳食，为学生们确定合理的营养目标，科学地调整食谱。第二，"营"在医院，守护营养健康之门。新津区与家庭医生团队工作相结合，在武阳社区卫生服务中心打造了"营养健康科普小屋"，为居民提供免费的血压、身高、体重测量仪，摆放了平衡膳食自测盘、健康体重盘、高血压膳食指导模型、糖尿病膳食指导模型等，还自行设计制作了趣味性的中国居民平衡膳食宝塔，让社区居民在互动中学到营养膳食知识；将营养干预工作融入基本公共卫生服务中，以"家庭医生+家门口的营养师"模式推进营养进社区；针对慢病人群，在随访过程中，给予营养个体化指导，进行慢病防控健康教育、营养状态评估、膳食结构评价，帮助制订个人膳食方案；在"营养健康科普小屋"开展营养咨询，帮助肥胖人群、高血压人群、高血脂人群、高血糖人群改善饮食、平衡膳食；指导辖区内养老机构，为老年人搭配适当的饮食，强调营养与个性化饮食；探索在社区组建"运动小组"，以家庭为基本点，依托成都中医药大学师资力量开展健骨操、八段锦等培训；通过综合营养运动措施，减缓及控制与营养相关慢性病发病率上升的趋势。第三，"营"在产业，优化营养健康产品供给。新津区构建以营养需求为导向的现代食品产业体系，优化方便食品、饮料配方及加工流程，研发低盐、低油、低卡、强铁型营养健康食品。目前，新津希望食品厂已成功研发并上市销售高蛋白、低盐鸡肉火腿肠等系列营养健康产品，提升"美好火腿肠"健康值，进而提高营养健康产业经济收益，科学引导消费，促进生产、消费、营养、健康协调发展。

（三）主要成效

1. 相关效果指标得到明显优化

第一，油盐食用量的变化。被调查家庭中平均每天盐摄入6克及以下的占比从基线调查的34.50%上升至评估调查的51.00%；平均每天油摄入量不超过30克的占比略有下降，但仍保持在良好水平，基线调查占比为78.50%，评估调查占比为73.50%。

第二，知识知晓率的变化。健康成人每天食盐摄入标准量的知晓率从基线调查的40%上升到评估调查的65%，得到显著提升；健康成人每天食用油摄入标准量的知晓率从基线调查的11.5%上升到评估调查的44.5%，也得到显著提升。

第三，行为形成率的变化。自觉控制食盐摄入量的人员占比从基线调查的65.00%上升到评估调查的84.50%，占比明显上升；自觉控制食用油摄入量的人员占比从基线调查的55.50%上升到评估调查的81.00%，占比也明显上升。

2. 探索建立可推广的常态化营养宣教工作模式

第一，建立"家庭医生+家门口的营养师"模式，营造科学膳食的浓厚氛围。新津区将营养宣教工作融入基本公共卫生服务中，一是在慢病患者随访过程中，给予营养指导，开展营养健康科普宣教、营养状态评估、膳食结构评价，帮助慢病病人制订个人膳食方案，此举得到慢病病人的极大好评；二是家庭医生团队在"营养健康科普小屋"开展营养咨询，为高血压人群、高血脂人群、高血糖人群改善饮食、平衡膳食提供帮助；三是家庭医生团队指导辖区内养老机构，向老年人宣传健康营养知识，为老年人搭配适当的饮食，针对有高血压、糖尿病的老年患者特别强调其营养与个性化饮食。

第二，建立"学生餐营养摄入评估信息化系统"。新津区强化学生营养监测评估，可视化地呈现每日膳食摄入总表、每月膳食营养达标率、当日配餐食材、就餐学生结构、每周摄入食物种类；通过计算分析学生周期内的合理膳食，为学生们确定合理的营养目标，科学地调整膳食谱。这一举措对预防儿童少年营养不良、超重、肥胖将起到积极作用。

第三，探索"营养加运动"干预模式，倡导群众养成良好习惯。一是家庭医生团队在社区组建"运动小组"，以家庭为基本点，找准"体医"结合点，依托成都中医药大学师资力量对家庭成员开展健骨操、八段锦等培训；通过综合营养运动措施，达到控制与膳食有关的慢性病发病率上升的目的。二是在学校在开展"营养加运动，携手护视力"活动，开展明目操培训，降低青少年近视率上升的速度。

（四）经验启示

《"健康四川 2030"规划纲要》指出"实施国民营养计划，开展营养方面的健康教育，减少超重、肥胖等营养问题对健康造成的损害"。近年来四川省卫生健康部门开展国民营养计划试点，并得到省级财政经费支持。成都市新津区是开展国民营养计划试点县，2019 年以来实施"营在校园""营在长者""营在自我""营在起点""营在医院""营在产业"六大行动，积极探索膳食营养综合干预进社区的慢病防控新机制。通过系列行动，油盐食用量保持在良好水平，居民营养知识知晓率、健康行为形成率大幅上升。2021 年，新津区开展国民营养计划试点的经验在健康中国行动推进委员会办公室、新华网联合推出的"健康中国行动——各地行"品牌传播活动中用来交流分享。

第二节　川南经济区

案例七　自贡市探索建立结核病分级诊疗和综合防治服务模式

（一）主要做法

1. 抓牢"一个核心"建模式

自贡市以医防联合体建设为核心，构建协同高效的结核病防治服务模式。自贡市疾控中心与自贡市第一人民医院实施"医防联合体"深度融合战略，充分整合市疾控中心实验室检测、防控管理优势和市一院临床诊疗优势，共同承担市级耐多药肺结核患者及自流井区、大安区、沿滩区结核病患者定点诊疗工作。贡井区、荣县和富顺县推进"三位一体"结核病防治服务模式建设，分别由自贡市第三人民医院、荣县人民医院和富顺县人民医院承担结核病患者诊疗工作。自贡市疾控中心与医院定期会商、信息互通、资源共享、结果互认，构建了标本采集、转运、检测、结果反馈等工作机制。

2. 把握"两个驱动"强基础

一是强化组织保障。在自贡市重大疾病防治工作领导小组领导下，市、县（区）分别成立以政府分管领导任组长，卫健、财政、民政、教育等部门为成员单位的"试点工作领导小组"，领导小组下设办公室，挂靠卫生健康委。自贡市建立由复旦大学、四川大学、省疾控中心结核病防治领域的知名专家为成员的"专家咨询组","把脉问诊"试点工作。

二是强化政策保障，提升医保报销水平，扩大医保覆盖面，提升医疗救助水平。自贡市将结核病纳入职工医保门诊特殊病种给予报销；并将普通肺结核作为第二类门诊特殊疾病、耐多药肺结核病作为第三类门诊特殊疾病纳入居民医保门诊特殊疾病管理范畴，医保报销限额分别确定为1 600元/年和21 472元/22个月，按70%给予报销。自贡市同时在双向转诊上出台"上转下免起付线费，下转上补差"的政策，更好地落实了分级诊疗。自贡市整合民政、红十字会资源，将结核病和耐多药结核病纳入重特大疾病救助范畴，属最低生活保障对象的结核病和耐多药结核病患者除享受医疗补偿政策外，普通患者住院最高救助限额3 000元/年；耐多药患者住院最高救助限额6 000元/年，分别按70%给予救助；城乡低保对象普通患者门诊实施200元/年限额医疗救助；耐多药患者门诊实施2 000元/年限额医疗救助。贡井区通过区级财政配套资金对贫困结核病患者提供500元/人/年的营养交通补助，富顺县结合红十字会精准扶贫工作对建档立卡的贫困结核病患者提供600元/人/年的人道救助。

三是强化经费保障。2016—2019年，省级在中财经费60万元的基础上，每年增加39万元作为试点经费，市、（区）县财政以试点为契机加大经费投入，2017—2019年投入结核病防治经费较2015—2016年提高130%，保障了防治工作有效开展。

3. 以科学研究驱动防治技术发展

自贡市依托院士工作站、传染病预防控制国家重点实验室新发传染病自贡研究基地、复旦大学公共卫生学院结核病研究合作基地等平台，以创建省级重点学科和市级医学重点专科为抓手，借智引力，科学开展结核病防治工作。

4. 突出"六个强化"增效果

一是强化制度建设，推进分级诊疗综合管理制度落实。自贡市推行疾控、医政医管、基层卫生对结核病防控的"三位一体"管理工作模式；通过建立诊疗结果互认、多渠道信息传递机制，避免病人重复检查，大幅度缩短转诊到位时间，实现归口管理；通过建立实施市级耐多药定点医疗机构患者入院/出院"四见面"制度，规范耐多药患者转诊工作；通过增强医疗机构患者发现和首诊负责意识、开展结核病漏报漏登专项调查等措施，规范非定点向定点医疗机构转诊工作；通过优化定点医疗机构预检分诊流程、严格会诊制度、建立院内转诊台账、强化职能科室监管、限制非定点科室抗结核药品处方权等措施，规范院内患者转诊工作。

二是强化策略创新，推进重点人群防控措施落实。第一，强化耐多药防治，建立了较为完善的耐多药患者发现、转诊与追踪、治疗管理及监测分析工作机制，县级对所有肺结核患者进行痰涂片和痰培养检测，对病原学阳性患者和耐药高危人群开展县级耐药基因检测和市级传统药敏检测；疾控中心、定点医疗和基层卫生机构对发现的利福平耐药患者，实施联合追踪；建立并实施患者在市级耐多药定点医疗机构入院/出院"四见面"工作制度；市级耐多药定点医疗机构为纳入治疗的耐多药结核病患者提供规范化诊疗服务，保证药品种类齐全和不间断供应；基层医疗机构对居家治疗患者实施健康管理，监督其服药，并进行不良反应监测和健康教育等随访管理。第二，强化学校结核病防治，建立卫生健康委员会与教育部门定期例会、信息通报制度和学校结核病预测预警工作机制；着力强化学校肺结核患者密切接触者筛查、患者治疗管理、疫情监测和处置工作；全面落实新生入学体检结核病筛查等综合防控措施；严格执行学校结核病患者休复学管理制度。第三，强化两类重点人群筛查，将65岁以上老年人、糖尿病患者结核病筛查融入基本公共卫生服务均等化项目，强化业务指导培训，将工作绩效与经费划拨挂钩；对可疑症状者进行 X 光胸片检查，对疑似患者及时上报，并向辖区定点医疗机构转诊，同时根据定点医疗机构反馈患者信息进行追踪随访。第四，强化传染性肺结核隔离治疗，对病原学阳性肺结核患者尤其是涂阳患者实施规范的住院隔离治疗，1~2 周后采取居家隔离治疗；对疑似肺结核、病原学阴性和阳性肺结核患者实行分区隔离治疗；部分县区积极协调有关部门，通过区级财政配套资金或结合红十字会精准扶贫工作等对贫困传染性患者提供生活补助。

三是强化新技术应用，推进结核病精准防控。自贡市先后引进线性探针技术、多色巢式荧光 PCR、液体培养、恒温扩增、荧光 PCR 熔解曲线检测技术，同时建立结核分枝杆菌菌种复合群鉴定、序列分析和基因分型等深度鉴定检测技术及方法；县区级结核病实验室在开展痰涂片镜检、细菌培养的基础上，引进 PCR 核酸检测、等温扩增、多色巢式荧光 PCR 等分子生物学技术；并成功申请相关检测技术物价收费标准。在提高患者病原学阳性率方面，自贡市有 5个方面的具体做法。第一，以分级诊疗制度建立为核心：进一步规范患者院外、院内转诊，避免因症就诊环节多、不规范治疗导致患者无痰或痰菌不易检出等情况。第二，以标本采集质量为重点：指导患者留取合格痰标本，实施诱导取痰，提高标本阳性检出率。第三，以强化统计监测录入为保证：统计监测人员与实验室、临床医务人员密切对接，做到患者病原学相关检测结果及时、准确、规范录入。第四，以新诊断技术引进运用为依托：加强细菌培养检测，扩大初诊患者和涂阴患者核酸检测覆盖面，提高纤维支气镜刷片等技术的临床运用。第五，以完善检测流程为突破口：对初诊患者同步进行痰涂片、细菌培养、结核/非结核分枝杆菌核酸检测等检测，对提升全市病原学阳性诊断率起到了积极作用，完善了自贡市结核病防控策略。

四是强化能力建设，推进防控水平。自贡市各级定点医疗机构通过强化组织领导，从人员配备、绩效工资分配、硬件设施投入、科研教育等方面对定点诊疗科室给予一定的政策倾斜，将实验室检测纳入全市和医院内部质控管理体系。结核病实验室全面完成了规范化建设，配置了相应的生物安全防护设施和检测设备，50%的定点医疗机构具备独立的病原学和分子生物学检测能力。

五是强化"互联网+技术"的应用，推进防控信息化。第一，在三城区"医防联合体"启动后，自贡市第一人民医院着手对医院信息系统结核病管理模块进行升级改造；市疾控中心结核病实验室作为自贡市第一人民医院实验室检测系统站点，全面融入市一医院 HIS 系统，实现检测信息实时传输，有力推动医防深度融合工作进程；各定点医疗机构均与四川大学华西医院、西南医科大学附属医院建立远程会诊、业务指导工作机制，富顺县人民医院与西南医科大学附属医院建立医疗联合体。第二，利用互联网技术，实现结核病患者健康管理服务信息化。自贡市开展了结核病患者云平台试点工作，通过电子药盒及手机微信公众号技术实现患者规范化管理，探索建立为县级定点医疗机构医生、基层督导员和结核病患者提供全程实时的智能服药管理、随访管理和复诊管理的信息化管理方式，从而提高患者治疗依从性及全程治疗规范管理率。

六是强调规范与标准，提高运行质量。自贡市根据国家结核病诊疗路径，结合自身实际，增加了分子生物学检测项目和中医辨证施治等内容，印发了《自贡市结核病临床诊疗规范》。2018 年自贡市率先在四川省成立"自贡市结核病医疗质量控制中心"，区县建立"结核病医疗质量控制小组"，制定质控标准，建立工作制度，组织专家组进行全市结核病定点医疗机构质控督查、疑难病案讨论、专项调查、培训指导、义诊、演练、技能操作比赛，提升了全市结核病医疗质量管理及诊疗服务。自贡市还制定了各项政策措施明确各机构职责任务，规范工作流程，建立专业督导与基公督导、规划督导与试点督导、综合督导与专项检查相结合的督导考核运行体系。

（二）主要成效

1. "一核两驱六强化"结核病防治自贡模式引领四川省防控新方向

通过试点工作的实施，自贡市的结核病疫情得到有效控制，肺结核年报告发病率从 2013 年的 64.94/10 万下降到 2019 年的 49.93/10 万（四川省分别为75.35/10 万和 60.35/10 万），年均递降率为 4.29%。各项规划指标位居四川省前列，尤其是病原学阳性率从试点前的不足20%提升到2019年的60.44%。自贡市的试点工作成效得到高度认可，自贡模式被写入《四川省遏制结核病行动实施方案（2019—2022年）》。

2. 三城区"医防联合体"深度融合

自贡市充分利用现有优势资源构建医防联合体，开启全市结核病防治工作新局面。自贡市从根本上解决了医防沟通不畅、定点医疗机构主动性不强、患者归口诊疗不到位、诊疗管理工作不规范、医疗风险不易把控等突出矛盾和问题。该项工作获得国家高度认可，并作为自贡市医改举措之一，获得国务院通报表扬。

3. 建立了较为完善的结核病实验室检测及质控网络

自贡市大力推进结核病精准防控。多项新诊断技术的精准诊疗效应充分体现，检测服务能力处于四川省领先水平，"十三五"防治规划各项指标全面完成，并位居四川省前列。

（三）经验启示

自贡市率先在四川省成立市级结核病医疗质量控制中心，积极探索建立"一核两驱六强化"结核病防治模式，开展国家级结核病分级诊疗和综合防治服务模式试点，为推动健康四川建设提供了自贡经验。2019年11月，《四川省遏制结核病行动实施方案（2019—2022年）》明确提出"将自贡市国家级结核病分级诊疗和综合防治服务模式试点及其他省级示范区的建设经验总结凝练形成可复制、可推广的防控新模式，推广到四川省其他地区。到2022年，各市（州）推广自贡市探索的'一核两驱六强化'模式到50%以上的县（市、区），为科学防控和进一步优化结核病防治策略提供支撑，进一步提升防控成效"。

案例八　泸州市全民预防保健服务体系建设

（一）基本情况

泸州市因病致贫、因病返贫问题突出，在建档立卡贫困人口中，因病致贫的人口比例达到40%以上。一人得病、全家受苦，特别是农村群众"小病忍，大病拖，临终才往医院送"的现象令人痛心。为切实贯彻预防为主的卫生工作方针，从根本上防止农村群众因病致贫、因病返贫，泸州市于2014年在叙永县开展全民预防保健服务体系建设试点，并于2016年在全市推广实施。

（二）主要做法

1. 全民免费健康体检，让每个人了解自己的健康状况

泸州市以常住人口为对象，分0～6岁、7～17岁、18～34岁、35～54岁、

55~64岁、65岁以上6个年龄组，开展免费健康体检。0~6岁、7~17岁、65岁以上年龄组的居民按国家基本公共卫生服务规定进行体检。泸州市根据常见病、多发病，并结合基层服务能力和财力制定检查项目。为确保体检全覆盖，泸州市采取集中体检、巡回体检、入户体检相结合的方式为居民进行体检。

2. 建好健康档案，让每个人都有一本健康台账

泸州市按照"一人一档、一户一册、一村一本、一镇一室"的要求，将每名群众基本信息、健康行为信息、体检信息整理归档，建立个人健康档案；以户为单位，将服务联系卡、家庭医生签约服务手册、儿童预防接种证、母子健康手册和体检报告单、中医药健康指导提示卡、健康教育宣传资料、诊疗记录资料、贫困人口就医费用结算单等有关资料，建立家庭健康档案；以村（社区）为单位，建立群众体检情况、健康管理台账，形成村（社区）健康档案。在建立纸质档案的同时，泸州市依托四川省基层医疗卫生机构管理信息系统，及时建立统一标准、统一代码的规范化居民电子健康档案，并在乡镇卫生院（社区卫生服务中心）建立健康档案室，实施常态化管理。泸州市通过及时反馈体检结果，让每一位群众都能掌握自己的健康状况；研发应用"健康泸州"信息查询、统计、监测、分析系统。群众可以通过手机自主查询个人健康信息，各级党委、政府可以全面掌握某个区域的居民健康状况。

3. 实施健康管理，让每个人享受优质的健康服务

泸州市根据体检结果，将人群分为一般管理人群、重点管理人群和精准管理人群3个层次12大类，分层分类实施健康管理。针对一般人群，泸州市坚持预防为主的方针，通过"健康龙门阵""健康院坝会""小手拉大手"等健康互动活动，广泛开展健康指导，普及健康知识，倡导健康生活方式。泸州市针对糖尿病、高血压、严重精神障碍、慢性病高风险等重点人群，通过家庭医生签约服务等方式，实施重点管理服务；针对重点人群中3级高血压、高危孕产妇以及贫困人口中的疾病人群，实施精准管理，对不配合或有特殊困难的群众实施"2+1"（1名基层干部、1个家庭医生团队管理1名病人）精准管理。

4. 培养本土人才，让每个村都有一支不走的人才队伍

开展全民预防保健工作以来，泸州市现有近7 000名乡镇卫生人员，每千常住人口为1.56名；新注册乡村医生2 100余名，每千农村人口1.66名；整合村计生专干力量，每村增设1名预防保健员，培养1支"实用、管用、不走"的农村卫生队伍。泸州市大量培训乡、村两级卫生人员，其中市级集中培训2 000名乡镇村卫生人员和村预防保健员，远程培训覆盖率达70%以上。

5. 配齐设施设备，满足全民预防保健工作需要

泸州市对所有乡镇卫生院和村卫生室按标准化填平补齐，并根据预防保健工作需要调整功能布局。乡镇卫生院设"一站一馆三区"（健康管理工作站、中医馆、儿童预防保健区、妇女保健和计划生育服务区、基本医疗服务区），配置 DR、全自动生化分析仪、彩超、心电图机、尿液分析仪等设备；村卫生室增设中医理疗室、妇幼计生室和健康小屋，配齐了健康管理的必要设备。为增强区域服务和辐射带动能力，泸州市新改扩建 32 个中心卫生院、280 个中心卫生室。2017 年年底，泸州市建成覆盖全市从医疗卫生机构到村卫生室的远程医疗系统，开展远程会诊、远程影像、远程心电、远程教育和远程健康管理，让群众在家门口就能享受各级优质卫生资源。

（三）主要成效

通过落实三项任务，泸州市全民预防保健工作取得了初步成效。2018 年北京协和医学院第三方评估结果显示，与 2015 年相比，泸州市居民健康素养水平由 9.21% 提高到 19%；自评健康水平得分由 2.78 分提高到 3.01 分（总分 5 分）；自报高血压和糖尿病患病率分别由 11.6%、2.5% 提高到 18.5%、10.0%；高血压和糖尿病患者管理率分别由 71.3%、77.9% 提高到 86.4%、84.6%；对医疗卫生服务比较满意的人群比例由 29.7% 提高到 72.8%。群众预防保健意识不断增强，健康水平不断提高，居民健康生活习惯不断养成。

（四）经验启示

近年来，泸州市大力推进全民预防保健工作，结合地方实际探索创新，形成了一批特色鲜明、务实管用的服务模式，为进一步深化全民预防保健工作提供了有益借鉴。例如，合江县推出主动健康服务模式，龙马潭区特兴镇探索"一站式"家庭医生签约服务模式，泸县嘉明镇创新常态化健康体检模式。泸州市全民预防保健工作的具体做法在四川省宜宾市、广东省惠州市等地得到了复制推广，四川省以此为实践基础来进行贫困人口免费健康体检和健康管理。

案例九　宜宾市长宁县推动康养产业发展

（一）基本背景

宜宾市长宁县交通便捷、区位独特。随着宜泸高速、宜叙高速建成通车，竹海通用航空机场建成，长宁县正式融入成都、重庆、贵阳、昆明"一小时经济圈"。

长宁县康养资源丰富，是"中国最佳乡村旅游目的地""中国十佳生态养生旅游名县""全国休闲农业与乡村旅游示范县""四川省旅游强县"，拥有蜀

南竹海、七洞沟、蜀南花海、佛来山、梅硐竹石林等国家级景区景点，森林面积达 88.45 万亩，森林覆盖率达 61%，是休闲度假、康体养生的旅游胜地。长宁县中医医院成功建成中医药健康旅游基地，蜀南花海积极筹建药用植物园并争创健康旅游基地。

（二）具体做法

1. 聚焦高质量发展，推动县乡医疗机构提档升级

第一，实施县属医疗机构"高精尖优"工程。长宁县按照三甲标准规划设计人民医院东院区项目；巩固县妇幼保健院二级乙等创建成果，努力做好二甲创建准备工作，同时启动县疾病预防控制中心二甲申报；积极推动县人民医院、县中医医院省级、市级重点专科建设，发展高端医疗服务品牌。

第二，分级推进乡镇卫生院能力建设。2019 年，长宁县启动长宁镇中心卫生院二级乙等综合医院达标申报；沿宜长兴产业发展带，按照二级乙等综合医院标准，投入 2 000 万元，对双河、竹海、花滩 3 个中心卫生院基础设施和软硬件设备设施进行升级打造，建成区域医疗卫生次中心。其余乡镇卫生院在2020 年前全部达到一级甲等标准。在夯实村卫生室网底服务方面，2019 年年底，269 个行政村卫生室 100% 完成规范化建设。

2. 着力推动康养产业发展，助推新旧动能转换

长宁县围绕"医、药、养、食、游"等重点领域，着力转变发展方式，优化发展结构，转换增长动力，推动医疗、养老、养生、文化、旅游、体育等多业态深度融合发展，提升康养产品供给水平，完善全方位全周期康养产业链，把康养产业培育成新的经济增长点和重要支柱产业。

第一，在空间上形成"二带集聚，多点支撑"格局。"二带"即竹林健康养生产业带和乡村健康旅游产业带，多点即梅白、古河、开佛。

第二，示范引领，打造中医药文化示范区、蜀南竹海康养示范区、蜀南花海健康旅游基地。长宁县依托县中医医院新院区，规范建设中医药文化口袋公园、中医医疗中心、治未病中心、康复中心、健康管理中心、中医博物馆；依托蜀南花海、神龙医药公司，建设药用植物园、道地中药材种植示范基地及加工园区等；依托蜀南竹海、人民医院东院区建设西医医疗中心，打造高品质的康养示范区。

第三，深化"互联网+健康"信息平台的建设和应用。长宁县以基层信息管理服务平台建设和急救信息平台建设为抓手，推动县人民医院、县中医医院、县妇幼保健院、长宁镇中心卫生院数字化医院评审达标；乡镇卫生院全面使用基层信息管理系统；县级医院与市级医院签订远程医疗合作协议，通过信

息化手段在辅助检查、诊断、治疗等方面开展合作，在条件成熟的长宁镇、梅硐、竹海、龙头、桃坪、井江等乡镇与市级医院建设检验和影像远程技术合作平台，并逐步推广，让老百姓在家门口即可享受三级医院的服务。

3. 开展全国慢病防控示范区创建，推动健康长宁建设

2015 年，长宁县成功创建省级慢病防控示范区，群众健康素质明显提升，健康的生活方式和健康饮食逐步成为广大群众的习惯，糖尿病、高血压等慢性病发病趋势得到有效控制。

第一，大力开展健康教育，倡导健康生活方式。长宁县广泛开展"三减三健"行动和健康教育"五进五讲"活动，引导城乡居民养成好习惯、形成好风气。

第二，政府主导，部门联动，广泛开展"健康+"运动。长宁县将健康长宁建设纳入经济社会事业发展规划，积极与工会、妇联、团委、教育、乡镇政府等部门和乡镇合作，积极宣传全国热气球锦标赛、国际马拉松赛等重大体育活动的健康意义并做好医疗保障工作；积极做好"万步有约"职业人群激励大奖赛、职工运动会、群众户外运动（比赛）等活动的筹办或协办工作。

第三，实施全民预防保健健康体检，建立健康档案。长宁县按照宜宾市委、市政府民生工程工作要求，认真实施全民预防保健健康体检，提供健康指导和健康教育，全面实现"无病早防，有病早治"工作目标，并为居民建立了健康档案，为健康大数据建设工作奠定基础。

第四，实施出生干预，提高人口素质。长宁县认真实施婚前医学检查、孕前优生健康体检、艾滋病梅毒乙肝母婴阻断、产前筛查、新生儿筛查等项目，有效降低出生缺陷发生率，不断提高出生人口素质。

4. 立足学科带头人培养，提升康养核心服务力

人才是第一生产力，卫生健康专业技术人才素质的高低，特别是学科带头人的素质，会直接影响"高精尖优"医疗品牌的打造，是提升长宁县医疗卫生机构服务能力和市场竞争力的决定性因素，是发展县医养康养产业链，并将其培育成新的经济增长点和重要支柱产业的关键所在。

第一，实施高端人才引进工程。长宁县在县中医医院引进 8 名学科带头人的基础上，积极向县委、县政府汇报，争取更多更优的高端人才引进政策，进一步加大人才引进力度，促进长宁医疗服务能力的整体提升，为品牌医院建设奠定基础。

第二，实施人才增量工程，加快本土人才的培养。长宁县通过实施"阳光天使计划"、全科特岗医生招聘、定向专科生引进等项目提升医技人才总

量；与成都中医药大学等高校合作，培养传统医药适宜技术人才，通过远程培训、对口帮扶、项目支持、继续教育等方式提升人才能力和素质。

第三，引导青年医师服务基层。县属医疗卫生事业单位公开招聘专业技术和管理岗位人员原则上从具有 2 年以上基层工作经历的人员中招聘；医技人员职称晋升按规定到基层开展服务。

第四，推进优质卫技人才下沉。长宁县试点开展医联体和医共体建设，推进优质卫生人才下沉，为基层培养适用人才。

第五，为优秀人才提供发展平台。长宁县以医师节、护士节活动为抓手，开展"突出贡献医师""名医"评选活动；深化医药卫生体制改革，提高专业技术人员经济和政治待遇特别是名医待遇，增强医务人员职业荣誉感，营造全社会尊医重卫的良好风气。

（三）取得成效

长宁县在康养产业发展中，积极开展康养产业招商引资工作。全县新签约项目 24 个，项目金额超过 111 亿元。新签约的项目包括康养产业项目：长宁县"景城一体"城市景观综合打造项目、长宁县蜀南花海健康旅游基地打造项目、长宁县中医药文化示范区打造项目、长宁县碧湖春天旅游综合体建设项目、长宁县竹石林 4A 景区景观提升打造项目、长宁县双河镇凉糕特色小镇一期建设项目、龙头氡温泉小镇市政景观建设项目、长宁县谷禾田现代农业休闲度假山庄开发项目。这些项目投资额共达 36.8 亿元。

（四）经验启示

《"健康四川 2030"规划纲要》明确提出，要发展康复及健康养老服务。近年来，四川省健康服务业发展迅速，健康养老、预防保健、健康旅游等产业交互融合。《四川省"十四五"卫生健康发展规划》也强调，要创新"候鸟式""度假式""生态休闲式"等健康养老服务模式，要全域发展健康旅游和探索开展集医疗护理、健康管理、康复保健、休闲养生、旅游观光于一体的医疗旅游服务贸易。宜宾市长宁县立足区位和资源优势，聚焦医疗高质量发展、大力推动康养健康产业，为各地健康产业发展提供了有益的参考，也是县级政府招商引资的范本。

第三节　川东北经济区

案例十　川北医学院附属医院开拓高端人才基层行工作

（一）基本背景

泸州市为贯彻"健康中国""健康四川"规划纲要，落实"一干多支、五区协同"发展战略；推动南充"建设成渝第二城、争创四川省副中心、打造双城次极核"，以卫生健康协同发展推进川东北区域医学中心建设；引导优势医疗资源、优秀医疗人才下沉基层，助力脱贫攻坚、乡村振兴。从 2020 年 12 月起，川北医学院附属医院正式开启高端人才基层行系列活动。

川北医学院通过基层医院引进高端人才担任医院院级领导、学科主任，针对基层医院在战略规划、转型升级、绩效运营、风险防控、后勤保障、医院等级评审等现实需求，切实开展义诊宣教、教学查房、疑难病例讨论、学术讲座、管理座谈、远程诊疗协作网建设、多学科协作联合诊（MDT）等相结合的多层次人才交流方式。

（二）具体做法

1. 准备阶段：成立"薪火工作站"人才储备库

为做好系列活动的人才储备，川北医学院遴选各学科高学历、专业技术能力强、学术水平高的专家博士人才，成立"薪火工作站"，组成高端医疗人才基层行队伍。现已有近两百名医疗卫生行业高层次人才入库，这为推进川东北区域医学中心建设、促进区域内医疗协同发展提供了有力智力支撑与坚实人才保障。

2. 蓄势阶段：开展高端人才论坛，签署战略合作协议

2020 年 12 月，川北医学院精心组织省厅级专家、南充市"果州人才绿卡"专家、领跑学科带头人、医院博士团队，由党政领导带队，分赴川东北 5 市（南充、达州、广安、广元、巴中）9 县（西充、南部、营山、蓬安、渠县、武胜、岳池、苍溪、平昌）各基层医院，开展高端人才论坛，分享了在医院管理、人才保留、学科建设等方面的经验，增进与各基层医院之间的交流；签署战略合作协议，协助改善医疗服务、推动学科建设、提升科研水平、加快人才培育，最终实现协同发展，共建共享。

3. 发展阶段：落实高端人才深入基层策略

2021 年 3 月，川北医学院举办"深入基层一线·助力乡村振兴"——高

端医疗人才基层行系列活动启动仪式；聚焦基层一线、医疗人才和乡村振兴的关系和未来，为川东北地区医疗卫生、人才服务协同发展提供强劲动力。川北医学院结合各基层医院需求以及实际情况，成功让第一批18名高端人才派驻到9家县人民医院。

4. 提质阶段：试点巴中高端人才行，打造模范案例

2021年6月，川北医学院为深刻践行党史学习教育"我为群众办实事"，奋力推动巩固拓展脱贫攻坚成果同乡村振兴有效衔接，深入推进创新驱动引领高质量发展，与巴中市联合举办"高端人才巴中行·献礼建党百年"专题活动。川北医学院与巴中市中医院、通江县人民医院、通江县中医医院、南江县人民医院、平昌县中医医院根据实际情况开展包括战略合作协议签订、聘书颁发、教学查房、座谈交流等，并结合当地的实际情况开展博士（专家）讲座、慰问老红军、向红色教育机构送教送诊上门等活动，在川东北区域内推进高端医疗人才基层行系列活动驶入"快车道"，真情架起与基层群众、县级医院、革命老区的"连心桥"。

5. 积累阶段：以始为终，持续分享，持续深化

继巴中行专题活动后，川北医学院召开"高端医疗人才基层行派驻博士座谈会"，深刻总结基层活动第一阶段成效亮点和经验特色，分享经验和心得体会，积极提出改进措施和意见建议。

（三）取得成效

1. 高端人才辐射圈日益扩大

川北医学院附属医院已派驻近60名专家至25家县级医疗机构，覆盖川渝两省八市，实现南充全覆盖，川东北其余4市覆盖率达75%以上。

2. 地方技术快速发展，多元普惠基层群众

川北医学院派驻专家诊治患者已超万名，不定期在基层开展义诊活动60余次，深入乡镇卫生院直接服务基层群众4 000余名，带领基层医院开展新技术共计70余例，主刀完成百余例各类难度三、四级手术。基层医院的高级别手术占比显著提高。川北医学院疑难病症的诊治率提高，发挥高端人才优势，积极推进基层医院业务技术发展，填补技术空白。

3. 基层科研意识增强，形成共享共创氛围

川北医学院派驻专家积极搭建科研平台。其中，李舜博士主持搭建平昌县人民医院院士（专家）工作站，开展科研学术讲座等活动50余次，注入意识、强化训练，显著提高了基层医院职工的科研素质，增强了基层医院的科研氛围。

（四）经验启示

川北医学院附属医院开启高端人才基层行系列活动，协助基层医院管理、强化学科建设、加快人才梯队培养等工作，协同引才育才，推动人才有序流动。高端人才基层行，是落实国家、省、市战略部署和新医改政策要求的现实选择，是立足新发展阶段、贯彻新发展理念、构建新发展格局的创新举措。川北医院立足自身优势，引导优质医疗资源、优秀医疗人才下沉基层，一方面推动了川东北区域医疗机构协同发展，另一方面也能够助力乡村振兴、实现公共服务均等化，是满足人民群众健康需求的有效途径。川北医学院附属医院作为先行者，为其他医疗卫生机构推动优质资源下沉提供了一个很好的样本。

案例十一　达州市大力推进"互联网+医疗健康"建设

（一）基本情况

近年来，达州市立足本地医改工作实际，创新扶贫思路，健全医疗保障机制，实行全生命周期管理，探索出多元扶贫模式，借助"互联网+医疗健康"建设东风，有效破解了广大人民群众特别是贫困患者"看不上病、看不好病"的难题。

（二）主要做法及成效

1. 实行"一张网"管理机制

第一，主要做法。2019年，达州市大竹县乡镇卫生院开通了家庭医生签约服务App应用系统，通过移动终端，实现了家庭医生签约服务全覆盖。同时，该县还在保障信息安全的前提下，以患者服务平台为基础建起了聚合支付平台，集线上移动支付、线下移动支付（当面付、扫码付）、互联网网页支付、自助机支付等多种应用模式于一体，引入银联、微信、支付宝等第三方支付方式，为患者预约挂号缴费、诊间支付、住院缴费、出院结算、自助缴费提供统一扫码支付、统一对账、统一客服等服务。便捷互通的缴费方式不仅减少了患者窗口排队的麻烦，统一了自动对账功能的应用，而且还加强了医院与第三方支付方式之间的结算管理。

第二，主要成效。以"大竹经验"为基础，达州市充分利用全国健康扶贫动态管理系统，将"互联网+医疗"融入健康扶贫各方面，通过整合医保报账系统，实现了贫困人口基本医疗保障的信息化管理。"一机在手、一网搞定"，群众看病就医的获得感、幸福感明显增强，贫困人口对健康扶贫的满意度超过95%。目前全市全面建成覆盖市、县、乡三级主要医疗卫生机构的卫生健康信息专网，23家二级以上公立医疗机构及7个县市区基本公共卫生管理系统已全部接入达州市全民健康信息平台，"一张网络、一个平台"的信息互联互通桥梁已搭建完成。医疗健康大数据正加速汇聚，达州市不断促进医院内部各部门、不同区域医院、上级医院与基层医院的互联互通、信息共享、检查结果互认。

2. 构建"一站式"结算机制

第一，主要做法。采取"先诊疗后付费"模式，全市县域内所有定点医疗机构均设立"一站式"结算窗口。推进电子健康卡就诊，贫困患者可通过微信注册绑定电子健康卡就诊，患者入院时无须缴纳押金，只须将身份证、户口本、医保证交医院代为保管，出院时仅结算个人自付的10%以内费用即可。

第二，主要成效。电子健康卡是由国家卫生健康委统一发放，以居民实名和身份证件号码一一对应生成的专属二维码，市民在支付宝搜索电子健康卡即可实名认证申领并可放入支付宝卡包管理。除支付宝外，市民还可通过各市级公立医疗机构的微信公众号申请相关电子就诊服务。电子健康卡就诊数据会统一归集至个人档案，记录个人在各医疗机构就诊的所有医疗信息，并具有挂号、支付、查验等多种实用功能。电子健康卡具"人手一卡、全国通用、服务一生"特性，可减少医患直接接触和群众就医服务等候时间，方便群众快捷就医，提升"互联网+医疗健康"服务水平。截至2020年8月底，全市22家二级以上公立医疗机构已接入达州市电子健康卡平台，基本实现电子健康卡院内全流程使用；全市共注册电子健康卡17万余张，电子健康卡总使用量达27万余人次，全市日均注册电子健康卡约1 800余张，患者持电子健康卡就诊率为30%。达州市下一步将依托电子健康卡开通部分健康信息查询服务。

（三）经验启示

《"健康四川2030"规划纲要》提出，要加快健康信息化建设，实现信息互联互享和业务协同。一方面，达州市以"大竹经验"为基础，大力建设达州市全民健康信息平台，搭建"一张网络、一个平台"的信息桥梁；另一方面，达州市采取"先诊疗后付费"模式，推进电子健康卡就诊，在定点医疗机构均设立"一站式"结算窗口。这些做法都是便民利民之举，有利于解决长期以来"一院一卡、重复办卡、互不相通"的问题。

案例十二　广元市昭化区深化健康促进行动

（一）基本情况

广元市昭化区为实现群众"不生病、少生病、晚生病"的目标，深入推进四个全域覆盖，做实健康家庭、健康村创建。广元市昭化区坚持"防治结合""以防为主"理念，着力于健康阵地、"健康明白人"、健康习惯养成、健康信息化"四个全域覆盖"，创新推行"健康村""健康家庭"创建，从源头上阻击"因病致贫、因病返贫"诱因。

（二）主要做法

1. 健康阵地全域覆盖

广元市昭化区在每个村卫生室设置不少于 15 平方米的健康教育服务区；在群众房前屋后墙面上设置 3~5 平方米的健康饮食、健康生活等宣传漫画；组建区级巡回医疗服务队；利用医疗巡回车每周至少开展 2 次进村入户巡回诊疗，让群众在家门口就能享受到 B 超、DR 等服务。

2. "健康明白人"全域覆盖

广元市昭化区在各乡镇卫生院遴选 2~3 名业务能力强的医务人员负责基层健康教育的倡导和组织，在每个村选出 3~5 名有一定文化水平和影响力的村民负责群众的健康管理，乡村两级"健康明白人"负责在辖区每个家庭培养 1 名"健康明白人"。

3. 健康习惯养成全域覆盖

广元市昭化区开展村容村貌大整治和全民减盐、减油、减糖"三减"和健康口腔、健康体重、健康骨骼"三健"活动，降低疾病发生风险；成立百姓宣讲团和文明知客、文体活动 3 支队伍，把国家健康教育知识传递给群众。

4. 健康信息化全域覆盖

广元市昭化区为每个村卫生室配置了家庭随访一体机和掌上"卫计 E 通"，实现各类健康数据同步上传到省级基层医疗卫生服务平台；通过综合分析后，再把每个群众的健康信息以短信形式发送至群众。同时，广元市昭化区积极构建区乡村三级远程诊疗体系，实现三级医疗资源互联互通，群众在村卫生室就能享受较为全面的健康服务。

（三）主要成效

全区启动健康村创建 180 个，健康家庭创建 2.2 万余户；开展巡回医疗 400 余次，100% 覆盖到行政村。受益群众达 6 万余人次，基本实现每个家庭每年享受一次以上"家门口"健康服务；培养乡级健康教育师 120 人，村级 240 人，"健康明白人"1 万余人；开展健康知识讲座、专题健康咨询 4 000 余次。全区绝对戒烟率达 24.7%，饮酒量下降 33.6%。昭化区组建"3+2"医疗服务团队 210 个，实现智能化家庭随访，提高目标人群健康管理的规范性、时效性。群众因病返贫发生率从 2014 年的 44.83% 下降到 2018 年的 16.2%，有效纠正群众"小病扛、大病拖"的坏习惯。昭化区构建三级远程诊疗体系，实现区、乡、村三级诊疗资源共建共享，避免了群众盲目就医造成的资源浪费，有效避免不合理就医造成的经济负担。

（四）经验启示

健康促进县（区）建设工作是推进健康中国战略、健康四川战略的有效实践，是不断提高居民健康素养水平的综合性干预工程。2017年四川省印发《四川省全民健康素养促进行动规划（2017—2020年）的通知》。广元市昭化区进行的"四个全域覆盖"深化健康促进行动，从源头上阻击"因病致贫、因病返贫"诱因，是提升群众健康素养、助力脱贫攻坚的有益探索。昭化区的相关经验做法被国家卫生健康委员会、国务院扶贫办通报表扬，被人民日报、中央电视台等中央媒体报道。

第四节　攀西经济区

案例十三　攀枝花市米易县着力推动健康养老服务发展

（一）基本情况

攀枝花市米易县60岁以上老年人有3.9万人，占总人口的17%，80岁以上的老年人有5 200多人。近年来米易县始终保持发展定力，充分挖掘经济增长潜力，全面激发市场活力。在经济取得长足发展的同时，米易县大力发展老龄事业。

（二）主要做法和取得效果

1. 整合资源、夯实基础，"老有所养"保障不断完善

米易县已建成城乡社区老年人日间照料中心37个，床位164张；农村幸福院23个，床位46张；享受一次性床位建设补助的民办养老场所33家，床位1 119张。全县公办养老机构、民办养老机构、城乡日间照料中心、农村幸福院及民办养老场所总床位数达到2 000多张，每千名老年人拥有床位38.5张。米易县全面提高老年人高龄补贴，采取多种措施完善城镇养老保障体系，通过财政补助的方式支持退伍军人、残疾人、"失独"老人、困难高龄老年人、失地农民和特困老人等特殊群体参加城镇企业职工基本养老保险，按时足额支付全县60周岁以上城乡居民养老保险金。米易县每月按时足额发放全县企业离退休人员养老保障金，加大对困难老年人的救助力度；通过严密的审核复查将符合条件的困难老人全部纳入最低生活保障；将符合条件的特困老人纳入农村五保供养体系，提高集中供养和分散供养特困人员月供养标准。米易县

在脱贫攻坚工作中对贫困老年人给予政策倾斜，形成帮扶老年人等弱势群体的合力，实现建档立卡贫困老人全部脱贫。

2. 细化举措、创新载体，"老有所医"体系不断健全

米易县实现城乡基本医疗保险全覆盖，建立完善县、乡、村（社区）三级医疗预防保健服务网络，为全县60周岁以上的老年人建立健康档案。米易县常年开展70周岁以上老年人免费健康体检行动，将体检结论录入健康档案并有针对性地开展上门服务；深入开展医疗志愿者服务，组织各级医疗卫生机构免费开展巡回医疗服务。"家庭医生"制度全面推行，实现了公办、民办养老机构签约全覆盖。米易县积极探索康养+医疗服务模式。米易县人民医院、米易县中医医院与米易北京华方颐养中心、悠然南山日间照料中心等专业性健康养老机构签订了医疗合作协议，乡镇卫生院与辖区内的康养机构签订了医疗合作协议。米易县人民医院智慧医养服务中心建成并投用，使用者可以通过配备的具有多种无线传输功能的监护终端向智慧医养服务中心实时传输身体状况数据；智慧医养服务中心可以利用网络、电话、短信、App等方式对被测试者进行健康指导。米易县中医院倾力打造了中医养生馆，设置了治未病科、名医堂、养生茶吧、健康体检中心4个区域，目前已开展中医体质辨识、膏方、养生茶、药膳等20余项健康医养体验品牌项目。

3. 找准抓手、寓教于乐，"老有所学"平台不断拓展

米易县关注老年人的精神文化需求，建成1所老年大学，29所乡镇、村（社区）老年学校，常年开设书法、绘画、摄影、电脑、舞蹈、太极拳等课程6类11门；相继建成河滨公园、易园、文化广场、激情广场、音乐喷泉广场等一大批城区文化活动场所；坚持以"孝文化"为根基，全县86个村（社区）全部将孝、老、爱、亲相关内容纳入村（居）规民约、市民公约，累计编印各类文化读本、教材等5万余册，组织以"敬老养老助老"为主题的志愿服务活动、诗歌朗诵比赛、分享会。

4. 拓宽渠道、维护权益，"老有所乐"氛围不断浓厚

米易县加大老年人优待政策的制定和落实力度，全面保障老年人的合法权益；充分发挥老年大学、老年活动中心的引领带动作用，积极组织老年人开展乒乓球、羽毛球、棋牌、上网、图书阅览、健康知识讲座等文体活动。米易县设立老年人心理咨询室，常态化举办老年健康健身活动，老年人太极拳（剑）比赛、元旦健身跑、徒步运动体育比赛逐渐"生活化"；建立县、乡法律援助（咨询）工作站，开通"12348"法律服务援助电话。县公安派出所及时处置虐老案件，县法院及各乡镇法庭设立涉老案件受理绿色通道，依法及时审理、

审判涉老案件。

5. 建言献策，发挥余热，"老有所为"作用不断发挥

米易县抓实基层老年协会建设工作，全县乡（镇）、村（社区）逐步建立了老年人协会。各老年协会、老年志愿者充分利用村（社区）办公平台和城乡社区日间照料中心开展法律宣传、调解涉老民事纠纷、与"空巢"老人交心谈心、弘扬中华民族传统美德，这种做法在维护社会稳定、培育道德模范等各方面都发挥了示范带动作用，展现了"老有所为"良好风范。米易县积极主动开展低龄老年人协助高龄老年人居家养老服务，邻里守望、互助互帮成为自觉行动。

（三）经验启示

《"健康四川2030"规划纲要》提出"坚持养老与养生相结合，为老年人提供集住院、康复、护理、生活照料、舒缓医疗、临终关怀于一体的健康与养老服务。推行家庭医生签约服务，为老年人家庭提供长期、主动、连续的健康管理与医疗服务"。攀枝花市米易县整合资源、细化措施、完善机制，持续推进健康养老服务发展，推动实现"老有所养""老有所医""老有所学""老有所乐""老有所为"；营造老年人健康生活环境，在服务社会中提高老年人生活质量和生命质量。米易县在健康老龄化探索道路上走在了前列。

第五节　川西北生态示范区

案例十四　阿坝州聚焦高原病、慢性病，完善康复医疗服务体系

（一）基本情况

2015年，阿坝州从完善全州医疗卫生服务网络、建设健康阿坝、打赢脱贫攻坚战的战略高度，部署全州康复医疗服务体系建设任务。近年来，阿坝州各级政府及相关部门持续用力后，集预防管理、急诊急救和康复服务于一体的全州康复医疗服务体系基本成型，为解决城乡居民高原病、慢性病、地方病患者看病难、看病贵问题，提高伤、病、残患者生存质量及生产生活能力，助力健康事业发展发挥了至关重要的作用。

（二）主要做法

1. 坚持预防为主方针，着力完善慢病管理体系

2019年年末，阿坝州14家州、县疾控中心全部设置了基本公共卫生指导

中心和慢性病防治所（科），并配备了专业技术人员来负责指导基层医疗卫生机构开展基本公共卫生服务和慢病管理；与 221 家乡镇卫生院、11 家社区社区卫生服务中心和 1 290 个村卫生室共同构成阿坝州慢病管理服务体系，协同实施 14 大类基本公共卫生服务项目。阿坝州为城乡居民建立了健康档案近 89 万份并实施动态管理，长期随访管理高血压患者 3.5 万余人、糖尿病患者 7 000 多人，严重精神障碍患者 1 600 多人、慢性阻塞性肺病患者近 3 000 人、类风湿炎患者 1 300 多人、肿瘤患者 3 800 多人，65 岁以上老年人 6.7 万余人。2016 年，阿坝州财政投入 1 000 万元，依托马尔康人民医院新建精神卫生中心，填补了阿坝州精神卫生服务空白。自 2018 年 8 月试运行以来，该精神卫生中心心理辅导 500 余人次，门诊接诊精神病患者 800 余人次，住院治疗 160 余人次，服务辐射马尔康市、金川县、小金县、红原县、壤塘县、茂县 6 个地区，充分体现了党和政府对精神病患者的关心关爱，为减轻家庭负担、防止肇事肇祸发挥了独特的作用。

2. 围绕危急重症救治，着力打造急诊急救体系

阿坝州卫生健康部门围绕 1 小时医疗服务圈和"一核两轴多星"医疗服务体系建设，持续推动综合医院创等达标、提档升级。阿坝州人民医院成功达到三甲水平，急诊科、ICU、透析室、胸痛中心、老年病科等多个重点学科由弱到强、从无到有。13 家县医院全部达二甲及以上水平，各县医院均建立了独立的急诊科，8 家县医院建成 ICU 病房 28 张；9 个高压氧舱项目建成投用，5 家县医院建成肾病透析室，8 家医院能开展白内障复明手术。心脏搭桥、人工肺、内窥镜、介入治疗、肾透析、人工晶体植入等一大批成熟高新技术应用于临床，成为州、县医院高质量发展的标志；高原性肺水肿、心脑血管疾病、复合性损伤、急性胰腺炎等各型危急重症救治能力显著提升，成功挽救了无数患者的生命。

3. 围绕慢病康复服务，着力构建康复医疗体系

阿坝州各县（市）党委、政府及卫生健康部门高度重视康复医疗服务体系建设，整合各类卫生发展基金 3 000 余万元，支持各级医疗机构康复诊疗服务区房屋改造装修、设备配置、人才培养和技术推广，围绕"体系、队伍、技术"3 个重点，着力解决在"哪里康复、由谁来康复和怎样康复"3 个问题。

一是康复医疗体系不断健全。2019 年年末，阿坝州有 575 家医疗机构康复服务区建成投用，配置康复诊疗设备 4 000 多台（件）。其中，27 家州、县（市）综合医院和民族医院全面建成康复（外治）中心（科室）和康复住院病

区，123 个乡镇卫生院建成康复治疗室（或中医馆、藏医馆），465 个村卫生室设置了康复角，中（藏、羌）西医结合、富有特色、层次分明、分工明确、功能配套的康复医疗体系基本成型。

二是康复人才队伍增量提质。2015—2019 年，阿坝州卫生健康部门新招录康复专业人员 60 余名，在阿坝卫生学校开设康复医疗专业共招收学员 120 余名，全州现有各级各类医疗机构康复医师（技师）和护理人员 840 余人。在强化引进的同时，阿坝州利用东西部扶贫协作、对口支援"传帮带"请进来 600 余名慢病康复专家，通过"师带徒"方式为阿坝州培养康复专业人才 300 余名。阿坝州依托州、县医疗机构加强基层康复医疗人才培训基地建设，通过转岗培训进修学习，连续开展"大练兵、大比武"活动，为基层培养一专多能的康复医疗医师（技师）200 余人次，各级各类医疗机构共选送 400 余名康复业务骨干到上级医疗机构或内地医疗机构进修学习。

三是康复适宜技术持续推广。州、县医院先后建成康复评定室、运动治疗室、作业治疗室、物理治疗室、激光手术室、氦氖激光室等，综合运用传统康复与现代康复技术为患者提供早期康复治疗；州、县中医（民族医）医院开设了针灸、艾灸、拔罐、药浴、熏蒸等具有医药特色康复技术服务 30 余项；各县（市）遴选简便易行、成熟有效的康复技术 20 余项并在基层普及推广。各级医疗机构大胆引进新技术，不断提高康复医疗服务能力，推广了高原病、慢性病康复适宜技术。阿坝县医院引进血球分离技术治疗红细胞增多症，松潘县中藏医院引进臭氧自体血回输疗法治疗高原适应不全症。

（三）主要成效

康复诊疗服务成效明显。2015—2019 年，阿坝州康复诊疗服务人次年增长率达 5%~10%，2019 年康复门诊 10.7 万余人次，住院治疗近万人次，康复医疗门诊均次费用县级医院 142 元、乡镇卫生院 32 元，康复医疗均次住院费用县级医院为 2 100 余元、乡镇卫生院 340 余元。各级各类医疗机构分工协作，为急性期、稳定期、康复期患者提供早期、连续、便捷、有效、价廉的康复医疗服务，为提高疗效、消除病痛、延缓病情、降低致残率、提高生存质量、保护劳动生产力发挥了重要作用，受到各族群众普遍欢迎。

（四）经验启示

《"健康四川 2030"规划纲要》提出，"以三级甲等综合医院为龙头，以康复专科医院和其他综合医疗机构为重点，以社区卫生服务中心（乡镇卫生院）为基础，为急性期及疑难重症患者提供急性期康复治疗，为疾病稳定期患者提供专业、综合的常规康复治疗，为疾病恢复期患者及社区居民提供基本康复服务，不断强化康复三级预防能力"。阿坝州贯彻落实健康四川建设任务，坚持预防为主方针，聚焦慢性病、危急重症等，着力完善全州康复医疗服务体系。目前全州康复医疗服务体系基本成型，为解决城乡居民高原病、慢性病、地方病提供了很大便利，也在助力阿坝州健康脱贫过程中发挥了重要作用。

第五章 推进健康四川面临的有利条件与困难挑战

第一节 有利条件

一、行业外部有利条件

（一）经济实力持续壮大为健康四川建设提供物质基础

健康四川建设与四川省经济社会发展高度相关、协同演进。建设健康四川、提高城乡居民健康获得感是经济社会发展的题中应有之意，经济社会高质量发展则是持续推进健康四川建设的必然要求。"十三五"时期，四川省经济实力持续壮大，2015—2018 年经济总量从 3 万亿元增至 4 万亿元，2021 年经济总量达到 53 850.79 亿元，稳定在全国第 6 位，为经济高质量发展奠定坚实基础，同时为健康四川建设提供了强大物质基础[1]。当前，面对世界百年未有之大变局，面对长江经济带发展、新时代推进西部大开发形成新格局、成渝地区双城经济圈建设等国家发展战略，四川省经济加快恢复回升的基础比较牢靠，发展潜力仍然较大，发展韧性依旧较强，稳中向好的基本面没有改变，经济稳定增长的态势没有改变。

（二）产业结构优化升级为健康服务业发展提供空间

国内学者预测，"十四五"时期，我国产业结构呈优化升级态势，具体表现为第一产业比重略有下降，第二产业比重继续下降，第三产业比重稳步上

---

[1] 四川省统计局.加快转型发展 决胜全面小康："十三五"四川经济社会发展成就综述 [EB/OL].（2020 – 11 – 16）[2021 – 10 – 16]. http://tjj. sc. gov. cn/scstjj/c105897/2020/11/16/4ab224966bfb40b699d9473084b6662f.shtml.

升，产业结构趋于合理化、高级化①。据估算显示，第一产业和第二产业增加值占国内生产总值的比重均有下降，到2025年第三产业增加值占国内生产总值的比重将达到58%，但仍低于高收入国家的70%。这表明，即使产业结构持续优化调整，但是服务业仍有相当大的空间。2021年，四川省三次产业结构的比重调整为10.5：37：52.5，第三产业比重超过50%，产业结构实现重大转变。未来，四川省加快发展现代产业体系，发展壮大战略性新兴产业，重点发展创新靶向药、创新疫苗和抗体药物、核医学等；加快发展现代服务业，重点培育人工智能、精准医疗等新兴产业，为健康服务业发展提供无限空间。

（三）居民收入稳步增加带来卫生健康消费增长

2021年，四川省人均地区生产总值达到6.44万元，在全国的排位从2015年的第23位上升到第18位。2021年，全年居民消费价格指数（CPI）比上年上涨0.3%，其中医疗保健类的CPI上涨1.9%。2021年，城镇居民人均可支配收入为41 444元，是2015年的1.58倍，年均增长9.69%，人均消费支出为26 971元，恩格尔系数为34.3%；农村居民人均可支配收入为17 575元，是2015年的1.72倍，年均增长11.92%，农村居民人均消费支出为16 444元，其中医疗保健消费支出增长13.8%，恩格尔系数为36.3%②。从统计数据可以看出，城乡居民收入水平稳步提升，内需潜力持续释放，四川省城乡居民人均消费支出不断增长。值得注意的是，医疗保健类消费支出呈明显上升趋势。随着新型城镇化和乡村振兴战略的深入实施，农村居民收入有望大幅提高，人均可支配收入将加快增长，农村居民消费支出潜力将高于城镇地区。同时，随着城乡居民收入水平的持续提高，消费观念不断更新转变，消费结构将进一步优化升级，生存性消费比重不断下降，服务型消费比重不断上升，多元化消费指数也逐年增加，居民对卫生健康的消费将持续呈上升趋势。

（四）政府卫生健康支出仍呈上升趋势为健康四川建设提供强大保障

我国卫生事业是政府实行一定福利政策的社会公益事业，政府持续的资源投入是健康四川建设的重要保障，而经济高质量发展又是政府可持续投入的基本保障。四川是发展中的大省，在发展过程中面临的不充分性与不均衡性挑战更加突出。根据国外的经验可知，欠发达地区的卫生健康发展易受到当地的经济社会发展影响，表现出一定的脆弱性。实施健康中国战略，最关键的就是要

---

① 胡鞍钢，周绍杰，鄢一龙，等."十四五"大战略与2035远景［M］.北京：东方出版社，2020.
② 四川省人民政府.2021年四川省国民经济和社会发展统计［EB/OL］.（2022-03-14）［2022-10-22］.https://www.sc.gov.cn/10462/c108715/2022/3/14/099b4e5265174021853dea414ac9fdf5.shtml.

优先安排健康投入、优先保障健康政策。2020 年，四川省财政性卫生健康支出占地区生产总值的比重为 2.12%，较 2019 年增长 0.09 个百分点，且高于全国财政性卫生支出占 GDP 的比重（1.9%）。总体来看，四川省卫生健康财政投入比重仍然偏低，但政府卫生健康支出仍呈现上升趋势，将为健康四川建设提供强大保障。

二、行业内部有利条件

党的十八大以来，卫生健康改革发展取得的重要成就，为四川省加快推进健康四川建设、促进"十四五"四川省卫生健康高质量发展提供了有利的内部条件。

（一）卫生总费用筹资结构有所优化

"十三五"期间，四川省卫生总费用保持增长，从 2016 年的 2 675.77 亿元增加到 2020 年的 4 041.94 亿元，按可比价格计算，年平均增长 7.44%，高于地区生产总值平均增速（6.81%）。2016—2020 年，四川省卫生总费用占地区生产总值的比重在 8% 的水平上下波动，受新冠肺炎疫情影响，2020 年回升至 8.32%，创下医疗卫生改革以来历史新高（见图 5.1）。四川省人均卫生总费用从 2016 年的 3 238.64 元增加到 2020 年的 4 830.52 元，按可比价格计算，年平均增长 7.10%，高于全体居民人均可支配收入平均增速（5.61%）。5 年间，四川省的政府卫生支出、社会卫生支出和个人卫生支出均呈现出逐年增长态势，分别由 2016 年的 784.42 亿元、1 111.62 亿元和 779.72 亿元增加到 2020 年的 1 220.72 亿元、1 702.59 亿元和 1 118.62 亿元，年平均增长速度分别为 11.69%、11.25% 和 9.44%，个人卫生支出平均增速最小。筹资结构有所优化，政府卫生支出占卫生总费用的比例从 2016 年的 29.32% 增加到 2020 年的 30.20%；个人卫生支出占卫生总费用的比例总体呈现下降趋势，从 2016 年的 29.14% 下降到 2020 年的 27.68%（见图 5.2），四川省实现了"2020 年个人卫生支出占卫生总费用比例控制在 27.7% 以内"的医疗卫生改革目标。

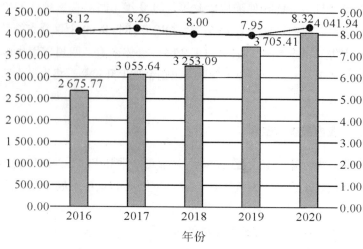

图 5.1 2016—2020 年四川省卫生总费用及其占地区生产总值的比重

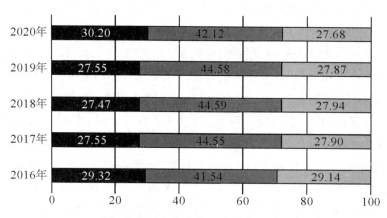

图 5.2 2016—2020 年四川省卫生总费用筹资构成

（二）主要健康指标总体上优于全国平均水平

从全球情况来看，在 216 个有数据的国家（地区）中，2019 年我国人均预期寿命排在第 62 位。同期我国卫生总费用占 GDP 的比重位居全球第 86 位，人均卫生总费用为 4 669.3 元，位居全球第 70 位，远低于全球人均卫生总费用，以较低的费用实现了较高的健康产出。2015—2020 年，四川省城乡居民人均预期寿命从 76.38 岁提高到 77.56 岁（全国平均 77.93 岁），孕产妇死亡率从 21.68/10 万降至 16.84/10 万（全国平均 16.9/10 万），婴儿死亡率从 7.80‰降至 5.22‰（全国平均水平为 5.4‰），5 岁以下儿童死亡率从 8.92‰降至 7.30‰（全国平均水平为 7.5‰）。但总体来看，四川省居民健康水平与广东、浙江、江苏、重庆等省（市）相比，仍然还存在着一定差距（见表 5.1）。

表 5.1　2020 年主要健康指标比较

指标	四川	全国	重庆	浙江	江苏	广东
人均期望寿命/岁	77.56	77.93	78.15	79.47	79.1	78.4
孕产妇死亡率/每 10 万	16.84	16.9	9.52	3.86	5.09	10.18
婴儿死亡率/‰	5.22	5.4	2.92	1.97	2.44	2.13

（三）健康四川行动成效明显

2017 年四川省印发《"健康四川 2030"规划纲要》；随后，21 个市（州）委政府印发当地健康规划纲要，健康四川建设的政策体系基本形成。着眼于全方位干预健康影响因素、维护全生命周期健康、防控重大疾病，实施健康四川行动，政府、社会、个人协同推进 18 个专项行动，深入开展爱国卫生运动，综合防控儿童青少年近视和肥胖，推广戒烟限酒、适量运动、合理膳食、心理平衡的健康生活习惯。四川省居民健康素养水平从 2015 年的 8%提升至 2020 年的 23.60%，关注健康、追求健康的社会氛围在四川省初步形成。

（四）综合医改试点纵深推进

四川省持续深化医疗、医保、医药"三医"联动，全面推进分级诊疗、现代医院管理、全民医保、药品供应保障、综合监管 5 项基本医疗卫生制度。截至 2020 年年底，四川省建成医联体 928 个，四川省县域内就诊率达到 90%以上。四川省深化公立医院综合改革，所有公立医院取消药品和医用耗材加成，现代医院管理制度基本建立；不断巩固和扩大基本医疗卫生保障覆盖面，四川省基本医疗保险参保人数达到 8 591.7 万；推进药品和医用耗材集中带量采购和使用，降低虚高药价，减轻群众用药负担。四川省在全国创新开展医疗机构、医务人员、医疗行为"三医"信息监管，医疗质量安全和群众健康权益得到有力保障。四川省将健康扶贫作为打赢脱贫攻坚战的关键举措，88 个贫困县县级综合医院达到二级甲等水平，近 184 万因病致贫返贫户成功脱贫。

居民身边有了 15 分钟医疗卫生服务圈，家门口有了更多专家坐诊，居民看病就医更方便、更实惠、更高效、更顺畅。

（五）医疗卫生服务水平实现跃升

截至 2020 年年底，四川省医疗卫生机构为 8.28 万个，床位数达到 64.97 万张，每千人口医疗卫生机构床位数达到 7.76 张。国家口腔医学中心、儿童区域（西南）医疗中心落户四川。2020 年，全国三级甲等医院达到 1 580 个，四川省三级甲等医院达到 105 个，省内每一个市（州）均建成 1 所三级甲等综合性医院，15 个市级疾控机构达到三级乙等及以上标准，13 个市级妇幼保健机构达到三级乙等及以上标准，84.87% 的县医院达到医疗服务能力基本标准。"十三五"时期，四川省总诊疗人次数达到 25.38 亿，出院人数达到 9 021.72 万，较"十二五"时期分别增长 18.16%、29.14%。四川省公共卫生服务能力得到大幅提升，新冠肺炎疫情防控取得重大成果，截至 2020 年年底四川省成功救治 822 例新冠肺炎确诊病例，医疗卫生服务体系经受住重大考验。四川省人均基本公共卫生服务经费补助标准提高到 74 元，四川省免费向全体城乡居民提供 14 大类国家基本公共卫生服务项目，基本覆盖居民生命全过程。2020年年底，四川省艾滋病感染者和病人发现率、治疗覆盖率分别升至 83.60%、95.16%，肺结核发病率降至 55.19/10 万，高血压、糖尿病患者规范化管理率分别达到 79.75%、76.78%，精神病、职业病、地方病防治取得明显成效。中医药服务体系不断完善，截至 2020 年年底，四川省建有国家中医临床研究基地 2 个、国家区域中医（专科）诊疗中心 17 个、国家中医药局重点专科 64个、国家中医药局重点学科 31 个、省级以上名中医传承工作室 159 个。98.6% 的县设置了公立中医医院，92.4% 的乡镇卫生院和 100% 的社区卫生服务中心设立了中医馆，基层中医药服务量稳定在 45% 以上。

（六）健康产业成为经济增长新引擎

四川省推进川药全产业链融合发展、医疗康养服务业创新发展，培育出一系列健康服务知名品牌，全产业布局加快形成。四川省不断加大产业园区扶持力度，业态集聚、功能提升、特色鲜明的现代健康服务业园区和基地加快建设。扩增医养结合服务供给，四川省医养结合机构、床位数分别达到 312 家、8.03 万张。健康产业已成为四川省支柱性产业之一。截至 2020 年年底，四川省健康服务业总规模已达到 7 100 亿元，占地区生产总值的比重达到 14.6%，为四川省经济发展做出了重大贡献。

（七）人才科技信息支撑作用显著增强

截至 2020 年年底，四川省卫生人员达到 82.70 万人，较"十二五"末期增长 27.71%；高级职称卫生技术人员达到 4.98 万人。2015—2020 年，每千人口执业（助理）医师数从 2.22 人增长至 2.81 人，每千人口注册护士数从 2.32 人增长至 3.42 人，每万人口全科医生数从 1.27 人增长至 2.88 人，每万人口专业公共卫生人员数从 5.22 人增长至 6.12 人。四川省获得国家级科技奖励 5 项，省部级科技奖励 97 项。重大新药创制国家科技重大专项成果转移转化示范基地（四川）加快建设，四川省医药专栏转让/许可 248 项。四川省持续推进"互联网+医疗健康"示范省建设，审批设置 59 家互联网医院，远程医疗服务覆盖 2 200 余家医疗机构。468 家医院被评为四川省数字化医院，35 家医院被评为四川省首批智慧医院。

随着近年来信息技术的高速发展，卫生健康从信息化向智慧化再向数字化迈进，已成为卫生健康高质量发展的重要引擎。四川省借助数字化手段推进医疗卫生机构设施现代、服务流程现代化、医疗技术现代化和医疗健康治理现代化建设，以卫生健康信息化高质量发展推动整个卫生健康事业高质量发展是时代赋予健康信息发展的新使命。5G 网络、物联网技术、人工智能技术、云技术、区块链技术的快速发展，为开发数字健康新应用、构建数字健康新场景、提高人民群众新体验奠定了技术基础，为推动数字健康高质量发展提供了无限可能。"十四五"时期，四川省把数字引领作为推动高质量发展的强劲动能，加快建设网络强省、数字四川、智慧社会，打造西部领跑、全国领先的数字驱动发展高地，为数字健康发展奠定坚实基础。

第二节 困难挑战

一、行业外部带来的挑战

（一）四川省经济发展仍然不充分不平衡

1. 经济发展水平仍然不高

2021 年四川省地区生产总值为 53 850.8 亿元，按可比价格计算，比上年增长 8.2%，高于全国平均增速（8.1%）。然而，2021 年四川省常住人口城镇化率为 57.8%，低于广东（74.63%）、江苏（73.94%）、山东（63.94%）、浙江（72.7%）等东部省份。2021 年，四川省人均地区生产总值约为 64 323 元，仅为全国平均水平（80 976 元）的 79.43%，分别是广东、江苏、山东、浙江等东部省份的 65.60%、47.02%、78.72% 和 57.22%；地方一般公共预算收入为 4 773.3 亿元，仅为广东、江苏、山东、浙江等东部省份的 33.85%、

47.66%、65.53%和57.77%；2021年，四川省城镇居民人均可支配收入为41 444元，是全国平均水平（47 412元）的87.41%，分别是广东、江苏、山东、浙江等东部省份的75.55%、71.77%、88.06%和60.51%；农村居民人均可支配收入为17 575元，是全国平均水平（18 931元）的92.84%，分别是广东、江苏、山东、浙江等东部省份的78.79%、65.60%、84.52%和49.86%（见表5.2）。总体上讲，四川省当前的经济发展水平仍然不高，与我国东部发达省份还有较大差距。

表5.2 2021年四川与广东、江苏、山东、浙江4省主要经济发展指标比较

经济发展指标	四川	广东	江苏	山东	浙江
地区生产总值/亿元	53 850.8	124 369.7	116 364.2	83 095.9	73 516
人均地区生产总值/元	64 323	98 052	136 812	81 707	112 410
城镇化率/%	57.8	74.63	73.94	63.94	72.7
地方一般公共预算收入/亿元	4 773.3	14 103.4	10 015.2	7 284.5	8 263
城镇居民人均可支配收入/元	41 444	54 854	57 743	47 066	68 487
农村居民人均可支配收入/元	17 575	22 306	26 791	20 794	35 247
城乡居民收入比	2.36	2.46	2.16	2.26	1.94

2. 城乡区域经济发展不平衡

2021年四川省经济持续增长，但区域经济差距明显。2021年，成都平原经济区的地区生产总值为32 927.8亿元，占四川省总额的61.15%；川南经济区地区生产总值为8 761.0亿元，占四川省总额的16.27%；川东北经济区地区生产总值8 230.2亿元，占四川省总额的15.28%；攀西经济区地区生产总值3 035.1亿元，仅占四川省总额的5.64%；川西北生态示范区地区生产总值896.7亿元，仅占四川省总额的1.67%。2021年，成都市的经济总量占比超过四川省的三分之一，非农就业比重为86%（2020年统计数据），已处于工业化后期，而其他市州还处于工业化中期和初期阶段。2021年，四川省城乡居民收入比为2.36，城乡差距依然较大。2020年，四川省人均生产总值为58 126元，但21个市（州）中只有成都市（85 679元）、攀枝花市（85 806元）、德阳市（69 443元）、绵阳市（61 936元）、乐山市（63 259元）和宜宾市（61 182元）的人均GDP高于四川省平均水平，其余15个市（州）都低于四川省平均水平。2020年，成都市和攀枝花市的人均生产总值分别是四川省平均水平的1.47倍和1.48倍，而资阳市（34 806元）和巴中市（27 951元）仅相当

于四川省平均水平的 60% 和 48%，区域发展差距悬殊。

3. 产业结构有待进一步优化

2021 年四川省三次产业结构调整为 10.5∶37.0∶52.5，第三产业比重低于全国平均水平（53.3%）。四川省当前的产业结构仍面临较多问题。例如，农业科技的运用有限，农业劳动生产率仍较低；第二产业增长质量不高，结构升级较慢，传统产业比重过大，高技术产业发展对工业结构升级及带动作用较小；第三产业总量偏小、比重偏低，商贸餐饮、交通运输等传统服务业比重较大，新兴行业的发展相对滞后。

4. 民族、边远地区相对落后

四川省革命老区、民族聚集区、贫困山区占四川省面积超过 80%，这些地区的经济发展水平长期落后于四川省平均水平。民族地区的面积占四川省的62.7%，经济社会发展具有明显的初级阶段特征。2021 年，阿坝藏族羌族自治州、甘孜藏族自治州、凉山彝族自治州、北川羌族自治县、峨边彝族自治县、马边彝族自治县全年共实现地区生产总值 3 006.8 亿元，三次产业结构调整为21.2∶31.6∶47.2，自然经济仍占相当大的比例；城镇化率较低，城乡二元结构比较突出；基础设施相对落后，社会事业起点偏低，自我发展与保障能力较弱。2021 年民族自治地方农村居民人均可支配收入为 16 541 元，城镇居民人均可支配收入为 38 090 元，仍然均未达到四川省平均水平。

5. 政府债务和消费不足凸显

2011—2021 年，四川省地区生产总值从 21 050.9 亿元增长到 53 850.8 亿元，经济发展成效显著。一方面，地方政府债务危机逐渐凸显，不容忽视。2011—2021 年，四川省地方公共财政收入从 2 044.4 亿元增长到 4 773.3 亿元，地方公共财政支出从 4 673.8 亿元增长到 11 215.6 亿元。可见过去 10 年，财政投资拉动仍然是四川省经济增长的主要方式，但是政府债务风险增大也日益成为经济可持续发展的制约因素。另一方面，四川省对于居民消费的拉动陷入瓶颈，后劲不足。2011—2021 年，四川省城镇居民人均消费性支出从 13 696元增长到 26 971 元（涨幅约 97%），四川省农村居民人均消费性支出从 4 675.5 元增长到 16 444 元（涨幅约 252%），农村居民消费增长远高于城镇居民消费增长，可见消费拉动在一定程度上已经遭遇结构障碍。为了经济的可持续发展，四川省要进一步提高居民收入，增强居民消费能力，由此形成消费拉动的经济发展模式。

（二）人口结构变化引起"一老一小"托育健康需求激增

近年来，四川省人口发展形势发生深刻变化，人口总量增速放缓，2020

年年末常住人口为8 367.5万，总量位居全国第五，但仍属于人口净流出省份。四川省人口结构发生明显变化，"一老一小"问题日益突出。2020年年末，四川省65岁及以上人口占总人口的比例达到16.93%，位居全国第三；与2010年相比，65岁及以上人口占比提高5.98个百分点，人口老龄化程度高、速度快。0~14岁人口占总人口的比例为16.1%，位居全国第二十一；与2010年相比，0~14岁人口占比下降0.87个百分点，处于严重少子化阶段。与此同时，"一老一小"服务供给不足，老年健康服务体系不健全，提供老年医疗、康复护理、长期照护、安宁疗护等接续性服务的医疗机构缺乏。普惠托育服务体系发展滞后，照护托位数短缺，婴幼儿照护服务供需矛盾突出，照护服务规范化、专业化水平不高。

1. 人口老龄化带来的挑战

一方面，人口老龄化为老年医疗服务带来巨大压力。随着年龄增长，老年人生理机能与应激反应、适应能力减弱，老年人还会有心理上的失落感、生活上的孤独感，这些身心改变导致老年人易患高血压、糖尿病、呼吸道感染等慢性疾病，也容易产生抑郁、焦虑等心理问题。调查反映，老年慢性病患病率较高，预防疾病的意识较弱，高龄老人失能情况严重。随着"60后"群体进入老龄阶段，四川省老年人口占总人口的比例将显著提高，预计2030年四川省65岁及以上老年人口占总人口的比例将达到20%左右，其中80岁及以上高龄老年人口将明显增加①。老年人口规模扩大，占总人数的比例提高，特别是高龄和失能失智老年人口不断增加，将给医疗卫生服务带来巨大压力，也会加大家庭养老负担和社会保障压力。老年医学、呼吸、心脑血管、肿瘤、康复、护理等医疗服务需求将不断增加，快速增长的老年医疗服务需求与有限的老年健康服务供给矛盾将逐步凸显，为大力发展老年健康服务提出了更高的要求。

另一方面，人口老龄化催生新型老年健康服务需求。人口老龄化程度加深，催生出庞大的健康养老市场需求。人口老龄化带来的健康养老需求包括养老院、临终关怀机构、老年康复医疗中心、老年社区医疗保健院、老年活动中心等养老机构需求，老年人生活护理、老年人家政服务、老年人心理辅导、老年旅游等养老服务需求，健康医疗设备、助听器、老年药品、保健品等养老用品，长期护理保险产品、老年健康保险等养老金融需求，以及老年公寓、养老社区等养老地产需求。据统计，全国养老市场规模规模超过4万亿元左右，按

---

① 四川省人民政府办公厅.四川省人口发展中长期规划[EB/OL].(2022-02-15)[2022-10-01].https://www.sc.gov.cn/10462/zfwjts/2022/2/15/b9554f7897e84461b55dec8fc53af2f4.shtml.

养老需求年均 10% 左右增长，到 2030 年，有望突破 25 万亿元①。这一庞大的老年健康市场需求，为大健康产业发展带来重要机遇。

2. 少子化趋势带来的挑战

四川省人口增长持续放缓，生育水平呈现出持续走低的态势。实施二孩政策以来，四川省人口出生率于 2017 年达到峰值后逐年下降，2020 年四川省人口出生率降至新中国成立以来历史最低点，人口出生率仅 7.6‰，低于全国平均水平（8.52‰）。同时，四川省总和生育率也远低于 2.1 的世代更替水平，2020 年四川省人口自然增长率也降至新中国成立以来历史最低点，人口自然增长率仅 1.3‰，低于全国平均水平（1.45‰）。为提高生育意愿，推动生育水平适度提升，四川省需要加快健全更具包容性的生育支持政策体系，提高优生优育水平，增加普惠托育服务供给，完善儿童医疗照护体系，提供优质的孕产妇和婴幼儿健康服务。

（三）城镇化进程让城乡健康治理环境欠佳

城镇化作为乡村振兴和区域协调发展的有力支撑，是实现现代化的重要标志和必由之路。2021 年，四川省常住人口城镇化率达到 57.8%，较 2010 年提高 17.62 个百分点，城镇化进程加快。

1. 在城市（镇）区域

一方面，城镇化带来的健康问题不容忽视。城镇化进程伴随的环境污染、人口密度、工作类型、生活习惯等健康影响因素恶化，对人民健康产生负面影响。全国 90% 的城镇水域和 65% 的饮用水源受到不同程度的污染，城市大气污染严重。工作类型变化、生活方式变化造成的缺乏锻炼、不合理膳食等不健康生活方式比较普遍，职业健康、心理健康等问题也不容忽视。

另一方面，城市健康公共设施供给不足。医疗卫生资源配置不适应城镇化快速发展和城市人口高速增长，城市新区、工业园区等医疗卫生资源配置不足，不能满足日益增长的卫生健康需求。城市污水和垃圾处理能力不足，城市供水管道和供水设施不能满足民众需求。体育场地、体育设施较少，大量的绿化和公园景观休闲与运动功能不匹配。

2. 在乡村区域

首先，人口"空心化"带来乡村医疗卫生服务业务萎缩。随着城市化进程加快，乡村人口大量外流导致不少乡村出现"空心化"，留下来的主要为老人、小孩。村卫生室和村医时常面临整体服务对象减少，从而导致药品过期、

---

① 李斌.《"健康中国 2030"规划纲要》辅导读本 [M]. 北京：人民卫生出版社，2017.

设备闲置、服务能力下降等问题。乡镇卫生院虽然可以通过救护车转运患者到市县大医院，但又造成乡镇卫生院不愿接收病人导致医疗卫生服务供给服务能力的日渐减弱，部分乡镇卫生院日常只能开展基本公共卫生服务项目，医疗业务严重萎缩。以四川为例，能够开展常规下腹部手术的乡镇卫生院并不多，患者不得不驱车前往离居住地更远的市县医院，这大大增加了群众的就医负担和成本。

其次，产业发展滞后导致对乡村健康领域的经费投入不足。我国是农业大国，大部分乡村地区仍然以第一产业为主。虽然近年来有机农业、乡村旅游、乡村电商等新兴产业有所发展，但整体而言，现代乡村产业体系尚未形成。从2017年开始，中央建设资金不再投入乡镇卫生院，由于性质问题，村卫生室也一直很难得到财政资金支持。根据医疗卫生领域各级财政事权和支出责任划分，乡村卫生健康投入主要由县级财政承担。乡村产业整体发展滞后，直接导致县级财力不足，卫生健康领域获得的投入更少。同时，产业发展也会影响乡村家庭的收入，当产业水平低、家庭收入水平低时，个人很难为疾病、健康付出更多成本，且容易造成因病致贫、因病返贫。

再次，文化的差异与教育的缺失导致乡村居民健康素养提升缓慢。乡村文化是乡村的灵魂所在，是乡村社会的精神纽带，曾在"拆"与"建"中不断摇摆，造成现今破坏有余而重建不足的境遇。特别是在城市化的巨大冲击下，道德理念、伦理习惯、乡风民俗等方面有所改变，熟人社会有所瓦解。很多乡村文化出现了一定程度的异化，过去那种建构在熟人关系上的亲切与温情有所瓦解。乡村健康教育资源的缺失，导致乡村居民健康素养水平较低且提升困难。居民对乡村医疗卫生服务的信任程度持续下降，时有"医闹"现象，乡村健康治理的难度加大。

最后，农村"三留守"群体健康问题突出。随着城镇化加速发展，非农产业在城镇聚集，农村人口向城镇聚居，农村"三留守"群体健康问题突出。农村留守儿童缺乏亲情关爱和有效监护，极易出现心理问题。在人口净流出城市，农村留守老人较多，面临生活缺乏照料、心理问题严重等问题，养老和健康难以得到保障。农村留守妇女也是一个庞大群体，由于劳动强度较大、精神负担较重，她们的身体和心理健康状况普遍较差。农村老年健康管理、妇女儿童健康管理等成为健康四川建设不容忽视的部分。

二、行业内部带来的挑战

（一）卫生健康人力资源质量不优、体制不畅

人力资源是经济社会发展的第一资源，卫生健康人力资源是群众健康卫士，是全面建成健康四川的重要支撑。"十三五"期间，四川省卫生健康人才队伍总量虽稳步提升，但四川省卫生健康人才发展还存在一些困难问题。

1. 发展不平衡不充分

四川省卫生人才虽然总量居全国前列、西部首位，但卫生人才在地区之间、城乡之间分布不尽合理，优质医疗资源过于集中在城市医疗卫生机构，每千农村人口卫技人员数、执业（助理）医师数、注册护士数与全国平均水平还有较大差距。

2. "高精尖缺"人才不足

国家级行业领军人才较少，人才队伍整体创新水平不高，科研攻关能力不强。

3. 培育体制机制不完善

与卫生健康行业特点相适应的卫生人才评价激励体制、医疗卫生机构绩效工资分配机制等不健全，人才经费投入有待持续提高，优秀青年科技人才培养和支持力度不足。

"十四五"期间，四川省深化人才发展体制机制改革，加快引进海内外高层次人才，搭建人才发展平台，强化人才服务保障，着力建设西部创新人才高地，为健康四川建设注入强大动力。

（二）健康科技创新能力亟须深化突破

医学科技创新是提高人口健康水平的关键因素，也是推动创新型国家建设、培育发展生物医药战略性新兴产业，维护和保障国家安全的重要基础。医学科技的自立自强，是推动经济社会高质量发展、卫生健康事业高质量发展的重要内容。"十三五"时期，四川省创新平台建设实现新发展、医学科研成果实现新突破、成果转移转化再上新台阶，但是与建设西部领先、全国一流的医学科技创新驱动发展先行省和"四个面向"的要求相比，仍存在亟待解决的突出问题。

1. 创新能力不适应高质量发展需要

四川省的研究水平不高，攻关能力不强，成果转化不够；在提升科技创新能力、改善民生福祉、提高居民幸福感方面的支撑不够。

2. 医学科技创新体系效能不高

创新平台布局不合理，层次结构不优、竞争力不强，战略科技力量引领作用不足，科技资源体系化、组织化配置不够。

3. 顶尖人才和高水平团队非常缺乏

优秀青年科技人才培养和支持力度不足，激发人才创新创造活力的评价激励机制不健全。

4. 科技创新开放合作水平不高

四川省协同发展意识不强，主动谋划国内外科技合作、构建互利共赢开放格局的能力不足。

5. 医学科技创新生态亟待优化

科技宏观指导统筹和政策协同发力不够，科研诚信和医学伦理建设有待加强，生物安全防范存在风险，创新氛围不够浓厚。

新一轮科技革命和产业变革加速演变，全球正面临新冠肺炎疫情等各种挑战，科学技术深刻影响着国家前途命运，深刻影响着人民幸福安康。面对机遇和挑战，四川省需要坚持面向世界科技前沿、面向经济主战场、面向国家重大需求、面向人民生命健康，坚定创新自信，进一步完善医学科技创新治理体系，提升医学科技创新治理能力，提供高质量医学科技供给，支撑卫生健康事业高质量发展。

（三）公共卫生安全形势复杂严峻

1. 传染病防控形势依然严峻

2021年，四川省报告传染病发病41万余例。当前，新冠肺炎疫情仍处于大流行状态，境外输入风险持续存在，这对城乡居民健康和经济社会可持续发展构成巨大威胁。四川省艾滋病感染者和病人基数大，疫情波及范围广，影响因素复杂，感染者数量逐年增加，控制难度大。四川省每年新发肺结核约5万例，连续多年位居甲乙类传染病发病首位。乙型肝炎和丙型肝炎在15岁以上人群中仍然多发，发病趋势愈发严重。传染病和地方病仍然是四川省重大的公共卫生和社会经济问题。

2. 慢性非传染性疾病高发

心脑血管疾病是我国居民第一位死亡原因，具有高患病率、高致残率、高复发率和高死亡率的特点。四川省18岁以上每100名成人中患有高血压超过27人，居死因前两位的疾病是脑卒中和冠心病。癌症严重危害群众健康，肺癌、肝癌、结直肠癌、胃癌和食管癌分列癌症发病前五位，四川省癌症发病率及死亡率仍呈上升趋势。随着生活方式改变和人口老龄化程度加深，四川省糖尿病的患病率将进一步上升。

3. 精神疾病和心理健康、职业健康等问题不容忽视

目前经济正处在高速发展时期，社会越来越多元化，复杂的社会生态使当代人承受着更为严苛的心理和精神压力，心理疾病的发病率越来越高。按全国患病率测算，四川省精神障碍患病人数达1300多万，其中仅有不到20%的患者得到了及时的诊断与治疗。四川省职业病危害涉及行业广，危害因素多，已经进入职业病发病凸显期，职业人群健康面临多重疾病威胁并存、多种健康影响因素交织的复杂局面，既有尘毒噪引发的传统职业病，又有肌肉骨骼、工作压力引起的神经衰弱、心血管疾病等新型职业性疾病。群体性职业病危害事件也时有发生，防控任务十分艰巨。

（四）居民对健康产品和服务消费的需求前所未有地增长

人民生活将由全面小康向共同富裕过渡，到 2025 年四川省人均地区生产总值预计将突破 1 万美元，消费结构持续升级。人民群众对美好生活的向往更加强烈，对养老、康复、护理等多样化健康服务需求将进入快速增长轨道；多样化、多层次、多元化、个性化的消费需求迅速扩大，与医疗卫生服务的有限供给形成突出矛盾。从四川省医疗卫生服务供给侧来看，优质医疗资源缺乏，国家医学中心、国家区域医疗中心、国家临床重点专科较少；高水平临床专科国际国内影响力还较低，专科整体实力与国内高水平发达地区尚有一定差距；院士、国医大师等高层次人才缺乏，2020 年执业（助理）医师中大学本科及以上学历者占比为 45.77%，低于全国平均水平。

（五）医疗保险基金管理较为粗放

医疗保险基金作为国家、企业及个人共享的公共基金，能够保障人民基本的医疗需求，关系民众的切身利益。加强医保基金的管理、提高医保基金利用效率尤为重要。但是目前我国医保基金管理仍存在很多问题，如医保基金分配结构在地区间、群体间等存在不均衡；不合理的医保支付方式、过度诊疗等造成医保基金流失严重。长期以来，我国医保基金的分配基本采用的都是"分蛋糕"的方式，医保基金的管理过于简单，属于"出纳式"管理模式，缺乏对医疗服务的管理。尤其是医保支付方式的简单分饼，导致医保基金的管理过于粗放。医保支付方式分为预付制和后付制两类，其中后付制以按项目付费为主，预付制包括总额预付、按单元服务付费、按病种付费等。目前我国的医保支付方式仍以按项目付费为主，辅助以各地不断探索的预付制的医保支付方式。在我国采用的医保支付方式中，无论是预付制还是后付制都存在一些缺点，不利于医保基金的精细化管理。

第六章　新形势下推进健康四川的
发展思路和价值追求

在人类历史的长河中，任何一个大国在发展过程中，都必须有先进理念的指导。推进健康四川战略，既面临着新形势下产生的一些有利条件，也面临着当前行业内外的困难和挑战。习近平总书记强调："理念是行动的先导，一定的发展实践都是由一定的发展理念来引领的。发展理念是否对头，从根本上决定着发展成效乃至成败。实践告诉我们，发展是一个不断变化的进程，发展环境不会一成不变，发展条件不会一成不变，发展理念自然也不会一成不变。"①

第一节　五大发展思路

2015 年 10 月，党的十八届五中全会首次提出："破解发展难题，厚植发展优势，必须牢固树立并切实贯彻创新、协调、绿色、开放、共享的发展理念。"2017 年 10 月，党的十九大报告也强调："发展是解决我国一切问题的基础和关键，发展必须是科学发展，必须坚定不移贯彻创新、协调、绿色、开放、共享的发展理念。"2020 年 10 月，党的十九届五中全会提出，"十四五"时期经济社会发展必须坚定不移贯彻创新、协调、绿色、开放、共享的发展理念。2021 年 1 月，习近平总书记在十九届中央政治局第二十七次集体学习时强调："全党必须完整、准确、全面贯彻新发展理念，确保'十四五'时期我国发展开好局、起好步。"② 2022 年 6 月，习近平总书记在四川考察时强调："要坚决贯彻党中央决策部署，弘扬伟大建党精神，坚持稳中求进工作总基调，完整、准确、全面贯彻新发展理念，主动服务和融入新发展格局，统筹疫

---

① 习近平. 习近平谈治国理政（第二卷）[M]. 北京：外文出版社，2017：197.
② 习近平. 完整准确全面贯彻新发展理念　确保"十四五"时期我国发展开好局起好步[N]. 人民日报，2021-01-30.

情防控和经济社会发展，保持经济稳定发展，保持社会大局稳定，推动治蜀兴川再上新台阶，在全面建设社会主义现代化国家新征程上奋力谱写四川发展新篇章，以实际行动迎接党的二十大胜利召开。"

四川省历来高度重视贯彻落实新发展理念，坚持以人民为中心的发展思想，坚持"以基层为重点，以改革创新为动力，预防为主，中西医并重，将健康融入各项政策，人民共建共享"的卫生与健康工作方针，深入贯彻落实健康中国战略。

一、创新是健康高质量发展的动力

创新在新发展理念的五个方面中位居首位，是引领经济社会发展的第一动力。2021 年，我国进入全球百强的科技集群数量已跃居全球第二，在世界知识产权组织发布的《2021 年全球创新指数报告》中我国排名第 12 位，位居中等收入经济体之首。我国正逐渐迈入创新型国家行列，创新发展在卫生健康领域仍然发挥着引领作用。

创新是健康高质量发展的动力。《"健康四川 2030"规划纲要》明确提出："以人民健康需求为导向，坚持政府主导，发挥市场机制作用，推进医疗卫生、体育健身等健康服务行业供给侧结构性改革，通过制度创新、管理创新、科技创新，构建全民健康服务新模式。"

（一）健康制度创新

一是推进"三医联动"改革和系统集成改革。经过 70 多年的探索实践，我国初步建立起一套相对行之有效的卫生健康制度。其中，公共卫生服务、医疗服务、医疗保障、药品供应保障四项制度体系，相辅相成、协调发展，我国用相对较少的投入解决了全世界六分之一人口的看病就医问题。当前，更多深层次的体制机制问题仍摆在眼前，医疗改革已经啃下了不少"硬骨头"，但我国还有许多"硬骨头"要啃。例如，下一步我国亟须实行医疗、医保、医药由一位政府领导分管的制度，实现"三医"联动、区域联动、部门协同和政策统筹；在成都平原经济区（成都）、川南经济区（宜宾）、川东北经济区（南充）和川渝毗邻地区等地开展系统集成改革试点。

二是深化科卫协同、医教协同、区域协同、军民融合机制。加强区域医学科技创新平台建设，探索构建"成绵遂"医学科技创新三角带；推进医学科技创新体系核心基地建设，优化完善医学重点学科、干细胞临床研究机构、药物临床试验机构等创新单元，形成资源统筹、干支联动、政产学研用一体化的协同创新格局。

（二）管理方式创新

一是在医院管理方面。一方面需要健全现代医院管理制度，深化公立医院绩效考核，推动公立医院发展方式转向提质增效、运行模式转向精细化管理、资源配置转向更加注重人才技术要素。另一方面需要开展公立医院高质量发展试点。在五大经济区各选择1~3家公立医院开展公立医院高质量发展"对标竞进"试点，建设功能化、人性化、智能化的现代化医院样板。

二是在专业公共卫生机构管理方面。改革并完善疾病预防控制组织管理体系；推进成立省疾病预防控制局，优化疾病预防控制机构职能，强化乡镇（街道）公共卫生职能，健全基层防控职责；创新医防协同机制，完善专业公共卫生机构、综合医院和专科医院、基层医疗卫生机构"三位一体"的疾病防控机制。

三是在基层医疗卫生机构管理方面。推进县域紧密型医共体建设，实现资源整合化、管理一体化、能力现代化、服务同质化；推动城市优质医疗卫生资源下沉乡村，加强对口帮扶，"从输血到造血"，让乡村基层群众不出乡村就能享受到优质、高效的医疗卫生服务。

（三）健康科技创新

一是构建健康科技创新体系。加强医药领域原始创新，完善重大科技创新平台、强化企业创新主体地位，实施四川医学科技创新"攀登计划"。

二是推动健康科技创新发展。在医疗技术科技、现代中药科技、生物医药科技、医疗器械科技以及大健康服务等方面坚持创新发展，实施四川医学科技创新"十大行动"，让创新为四川省卫生健康高质量发展注入强大动力。

三是实施中医药传承创新普及行动。发挥中医药在治未病、重大疾病治疗、疾病康复中的重要作用，推进中医药科技创新，推动中医药强省建设。

四是实施健康产业创新发展行动。以发展医药、医疗器械、医学新材料、"互联网+健康医疗"、保健、体育等产业为重点，推动健康产业融合、创新发展。

（四）服务模式创新

一是完善全过程一体化服务。构建以疾控机构、医院、基层医疗卫生机构、妇幼保健机构等为主体，保险与健康管理组织等社会力量为补充，全民参与的健康管理体系。立足健康全过程，形成"病前主动防，病后科学管，跟踪服务不间断"的一体化健康管理服务闭环。

二是改善就医环境与医疗服务。大力开展多学科诊疗、日间服务、医务社工、急诊急救等服务，提高患者就医可及性。持续推进二级以上医疗机构检验检查结果互认，持续开展室内质控和室间质评，加强平安医院建设，持续提高医疗机构安全防范能力。

三是探索"线上+线下"一站式健康服务模式。在互联网和数字健康时代，充分发挥互联网赋能优势，不断探索"互联网+医疗健康"融合发展模式。特别是在疫情常态化背景下，面对各地医疗资源紧张，时有居民处于居家隔离难以外出就医等现实问题，实施"线上问诊+线下服务"的一站式防疫和医疗服务模式，能够织密织牢防疫行动网，实现防疫服务零死角，同时让居民可随时足不出户实现线上诊疗。

二、协调是健康高质量发展的方式

我国经济固然实现了高速增长，但也存在城乡区域之间发展差距较大、民生保障和社会治理存在短板等问题。要坚持协调发展，重点要促进城乡区域协调发展，促进经济社会协调发展，实现系统发展、整体发展，解决发展不平衡的问题。要准确把握新发展阶段，构建以国内大循环为主体、国内国际双循环相互促进的新发展格局。四川省内五大经济区发展不平衡、医疗卫生资源分布不均衡、城乡之间差距依然较大，因此坚持协调发展很有必要。

协调是健康高质量发展的方式。《"健康四川2030"规划纲要》明确提出："把握医疗卫生公平性、可及性规律，坚持基本医疗卫生事业的公益性，推动健康领域基本公共服务均等化，逐步缩小城乡、地区、人群间基本健康服务差异，实现全民健康覆盖，促进社会公平。"

（一）城乡间协调

一是完善分级诊疗制度。一方面以网格化布局组建城市医疗集团，提供预防、治疗、康复、健康促进等一体化、连续性医疗服务，形成"N+1+N"的格局。另一方面以县域为单位，按照县乡一体化、乡村一体化原则，推进人员、资金、业务、信息、医保"五统一"，加强紧密型医疗共同体建设。二是健全双向转诊机制。按照"大病重病在本省解决，一般病在市县解决，头疼脑热在乡村解决"的原则，落实各级医疗卫生机构功能定位，明确各级医疗卫生机构在相关疾病诊疗中的职责分工、转诊标准和转诊程序。

（二）区域间协调

一是加强"五大片区"协调发展。做强做优成都卫生健康"主干"，打造川南医疗卫生服务高地，加快建设川东北省级区域医学中心，打造攀西医疗卫生高地，探索创新川西北公共卫生和医疗服务供给模式。二是加强民族地区协调发展。启动实施新一轮民族地区卫生发展十年行动计划，推进民族地区健康促进专项行动。完善民族地区多层次医疗保障体系，实现参保率全覆盖。不断提高各项医疗保障制度报销补偿水平和最高支付额度，最大限度地缓解民族地区群众看病负担。加强民族地区县、乡、村三级医疗卫生服务网络建设，进一步提高服务可及性。

（三）人群间协调

一是脱贫与低收入人群。巩固拓展健康扶贫成果与乡村振兴有效衔接。保持健康扶贫主要政策总体稳定，调整优化支持政策。有条件的地方继续实施脱贫人口"十免四补助"，开展多种专项免费医疗服务。通过医疗费用减免、医疗救助、慈善捐助、医药爱心扶贫基金帮助等综合措施，减轻慢性病患者的诊疗费用负担。二是健康服务重点人群。针对妇幼、儿童、老年人、职业人群等重点群体，持续加强妇幼健康服务体系建设，不断扩大普惠托育服务供给，建立健全覆盖城乡的老年健康服务体系，提高职业病监测评估、危害工程防护、诊断救治技术支撑能力，进一步完善健康促进与健康教育体系，优化心理健康和精神卫生服务体系，加快发展康复医疗服务体系，构建优质高效的血站服务体系。

（四）中西医协调

实施中医治未病健康工程，实施基层中医药服务能力提升工程，充分发挥中医药治未病优势和主导作用。提升中医药产业发展水平，保护、传承、发展、普及中医（民族）医药。发挥中医药特色优势，加快发展中医药产业。加强基层中医药人才培养，增加中医类别全科医生数量。

（五）川渝间协调

推动川渝卫生健康一体化发展。一是推动重点领域突破发展。落实《川渝卫生健康一体化发展合作协议（2020—2025年）》，加强健康中国行动、公共卫生、医疗、基层卫生、健康服务业等方面的协同发展。二是带动一体化重点区域发展。支持成都、泸州、达州等地先行先试，探索推进成渝地区区域卫生健康协同发展新模式。加快推进川渝两地毗邻地区发展，打造卫生健康一体化示范区。

三、绿色是健康产业高质量发展的本底

党的十八大以前，我国部分地区的经济发展与生态环境问题形成了较为突出的矛盾。坚持绿色发展，最根本的是要解决人与自然和谐发展、经济可持续发展问题，"五位一体"总体布局中的生态文明建设便是绿色发展理念的政策体现。

绿色是健康高质量发展的本底。四川省深入贯彻落实新发展理念，牢固树立绿色发展理念，推动卫生健康高质量发展。一是推行"绿色医疗"。控制医源性损害和医源性疾病发生，把中医思想和中医技术融入医疗服务全过程，推动医疗服务向绿色、环保、无害和人性化方向发展。二是实施"食在四川"健康促进行动。针对四川人饮食习惯，引导合理膳食，加强农产品和食品安全监管，发展绿色食品产业，打造品牌餐饮，推进健康饮食文化建设。三是实施绿色健康环境建设行动。推进绿色发展，打好大气、水、土壤污染防治三大攻坚战，实施工业污染全面达标排放计划，建立健全环境与健康风险评估制度，倡导生态绿色、环境友好，推进人与自然和谐共生。四是推动绿色农业发展。推进绿色食品、品牌餐饮产业发展。稳步扩大总量规模，大力引导发展绿色食品，扩大绿色食品品牌影响力，坚持绿色食品精品定位，不断提升品牌公信力。

四、开放是健康高质量发展的路径

纵观历史，开放发展是国家兴盛的必由之路。在汉朝、唐朝，中国因开放而强盛，近代中国因封闭而落后。现阶段，"和平与发展"仍然是世界发展主流，要坚持开放发展，深度融入世界经济，积极参与全球经济治理，解决发展内外联动问题。2020年3月，习近平总书记首次提出"打造人类卫生健康共同体"。新冠肺炎疫情发生以来，中国及时同国际社会分享防控和救治经验，为打好全球防疫阻击战提供了中国方案。

开放是健康高质量发展的路径。四川坚持开放发展理念，拓展健康领域对外交往空间。一是全方位、多层次开展卫生健康国际交流合作；二是积极参与健康相关领域国际标准规范的研究；三是积极参与"中非卫生合作计划"、国际应急医疗救助；四是促进人才与技术的综合引进；五是强化与"一带一路"沿线国家的务实合作；六是积极推广中医药国际规则、标准制定以及实施中医药海外发展工程；七是搭建四川中医药国际培训平台、开办国外人员中医药培训班；八是推动中医药技术、药物、标准和服务走出去。

五、共享是健康高质量发展的目的

坚持共享发展，必须坚持发展为了人民、发展依靠人民、发展成果由人民共享。最终实现共同富裕是社会主义的一个重要特征，而共享发展则是实现共同富裕的一种形式。2016年8月，习近平总书记在全国卫生与健康大会上指出，"将健康融入所有政策，人民共建共享"。

共享是健康高质量发展的目的。《"健康四川2030"规划纲要》明确提出，要坚持共建共享的原则。"发挥政府的组织和引导作用，部门密切配合，全社会积极参与，强化个人健康责任意识，引导人人加强自我健康管理，有效控制影响健康的危险因素，形成维护和促进健康的强大合力。"

一是统筹推进优质医疗资源共享。大力推动国家口腔医学中心和国家儿童区域（西南）医疗中心建设，布局建设四川省医学中心、省级区域医疗中心，推进市级公立医院提标创等，加强县级医院能力建设。完善分级诊疗制度；加强医疗联合体建设，网格化布局组建城市医疗集团，以县域为单位加强紧密型医疗共同体建设。健全双向转诊机制，努力实现"大病重病在本省就能解决，一般的病在市县解决，头疼脑热在乡镇、村里解决"。

二是强化基层医疗卫生服务能力。按照二级综合医院标准建设县域医疗卫生次中心，依托中心镇和特色卫生院在四川省规划建成 400 个左右县域医疗卫生次中心，形成农村 30 分钟健康服务圈。增加城市社区卫生服务供给。原则上，每 3 万~10 万居民的街道办事处范围规划设置 1 所社区卫生服务中心，并根据需要设置若干社区卫生服务站。

第二节　四个价值追求

一、追求"将健康融入所有政策"

习近平总书记强调"没有全民健康，就没有全面小康"。从促进经济社会发展的高度出发，国民健康对于国家的意义，不只局限在人民健康水平的提高、生活质量的改善，更关系国家经济社会的发展。"将健康融入所有政策"是指重视健康的社会决定因素，将维护和促进健康的理念融入各部门公共政策制定和实施的全过程，从而形成多方合力，提高全人民健康水平。2013 年，《实施"将健康融入所有政策"的国家行动框架》在第八届世界健康促进大会上通过，呼吁各国要高度重视影响人群健康的社会决定因素，实施"将健康融入所有政策"的策略。国外学者认为，健康促进与公平、跨部门协作支持、营造多方共赢局面、在已有结构与过程中谋求转变五大方面，是"将健康融入所有政策"治理模式的重要内容。在健康治理中，各国亟须在机制建设上加强跨部门协作，建立政府主导、部门合作、全社会参与的长效机制和工作体系，充分考虑影响居民健康和环境健康的各类因素，开展全方位的综合治理。在政策的制定过程中，各国应当自觉坚持健康规划前置、健康政策统筹、健康信息共享，推动健康优先发展，兼顾乡村健康治理中各方利益，利用政策设计创造支持性的环境，让居民拥有更加健康的生活环境，并在此基础上作出更有利于健康的选择。

二、追求"以高质量发展为主题"

首先，高质量发展是中国经济发展的主题。党的十九大首次提出高质量发展的新表述，表明中国经济由高速增长阶段转向高质量发展阶段。党的十九届五中全会提出，"十四五"时期经济社会发展要以推动高质量发展为主题，以习近平新时代中国特色社会主义思想为指导，坚定不移贯彻新发展理念，以深化供给侧结构性改革为主线，坚持质量第一、效益优先，切实转变发展方式，推动质量变革、效率变革、动力变革，使发展成果更好惠及全体人民，不断实现人民对美好生活的向往。

其次，高质量发展是卫生健康事业创新发展的必然要求。人民健康是民族昌盛和国家富强的重要标志。党的十八大以来，以习近平同志为核心的党中央把维护人民健康作为治国理政的重要内容，实施一系列重大举措，推动医药卫生体制改革渐次突破、不断深化，我国卫生健康事业发展迈上新台阶。推动卫生健康事业实现高质量发展，是实施健康中国战略的题中应有之义，是满足人民日益增长的健康需求的必由之路。因此，推动健康四川建设要以高质量发展为主题，统筹推进医疗服务、健康环境、健康保障、健康产业等高质量发展。

最后，高质量发展是公立医院面对的首要课题。公立医院是医疗卫生领域的主力军和主阵地，是卫生健康事业快速、有序发展的重要保证。公立医院高质量发展是实现"十四五"规划和2035年远景目标的重要保障，是助力健康中国建设的必然要求，也是坚持"人民至上、生命至上"理念、全方位保障人民群众身体健康和生命安全的现实选择。

三、追求"人民健康水平的现代化"

《中共中央关于制定国民经济和社会发展第十四个五年规划和二〇三五年远景目标的建议》开篇即指出，"十四五"时期是我国全面建成小康社会、实现第一个百年奋斗目标之后，乘势而上开启全面建设社会主义现代化国家新征程、向第二个百年奋斗目标进军的第一个五年。全面建设社会主义现代化国家是今后的主要目标。"现代化最重要的指标还是人民健康，这是人民幸福生活的基础"，人民健康是国家治理体系和治理能力现代化的内在追求，建设健康中国是中国式现代化国家新道路的必然要求。

四、追求"健康路上一个都不能少"

"健康路上，一个都不能少"，这是健康治理的基本要求。特别是四川省广大乡村地区，拥有大量健康治理的重点人群，如留守儿童和老人、农村低收入人群、分散供养特困人群、农村残疾人家庭等。以上人群的健康文明程度往往不高，这类人群容易出现身体健康、心理健康等问题。四川省在乡村健康治理的过程中需要重点关注这类人群。他们是否拥有并且享受到公平的健康权利和可及的健康服务是乡村健康治理是否成功的重要标志。

第七章　实施健康四川战略的路径优化

第一节　健康生活：普及化

一、促进健康生活普及化的现实背景

普及健康科学知识，提高城乡居民健康素养水平，推动养成健康生活方式，是提高城乡居民健康水平最根本、最经济、最有效的措施之一。2020 年四川省城乡居民健康素养水平达到 23.6%，较 2015 年得到大幅提升，但城乡居民关于疾病预防、早期发现、紧急救援等健康知识与技能仍然比较缺乏，不健康生活行为方式依旧比较普遍。建立政府主导、部门合作、全社会参与的工作机制和工作体系，大力开展健康知识普及，让群众树立第一责任人意识，主动获取健康知识、掌握健康生活技能，促进全社会养成健康生活行为，对于推动健康四川建设至关重要。

二、促进健康生活普及的主要内容

（一）个人主动掌握健康知识及技能

所有居民都应树立个人是自己健康的第一责任人理念，主动学习健康知识，自觉养成健康生活方式，维护和促进自身健康；注重饮食有节、起居有常、动静结合、心态平和，讲究个人卫生、环境卫生、饮食卫生；没有不良嗜好，不吸烟，不酗酒，拒绝毒品；积极面对工作和生活，积极参加有益健康的文体活动和社会活动，促进身心全面健康；关注并记录自身健康状况，定期进行健康体检；会测量体温、脉搏；能够看懂食品、药品、化妆品、保健品的标签和说明书；学会识别常见的危险标识，如高压、易燃、易爆、剧毒、放射性、生物安全等，远离危险物；参加逃生与急救培训，学会基本逃生技能与急救技能；会正确拨打 120 急救电话；发生创伤出血量较多时，会立即正确止

血、包扎；正确处理疑似骨折的伤员；遇到呼吸、心脏骤停的伤病员时，会进行心肺复苏；会正确抢救触电者；发生火灾时，会拨打火警电话119，会采用正确逃生方法。遇到健康问题时，能根据病情和医生的建议，选择合适的医疗机构就医，小病诊疗首选基层医疗卫生机构。做到早诊断、早治疗，避免延误最佳治疗时机；遵医嘱治疗，不轻信偏方，不相信"神医神药"；遵医嘱按时、按量使用药物；在用药过程中如有不适及时咨询医生或药师；每次就诊时向医生或药师主动出示正在使用的药物记录和药物过敏史，避免重复用药或者不良事件的发生；服药前检查药品有效期，不使用过期药品，及时清理过期药品；妥善存放药品，防止儿童接触和误食；正确选用保健食品。

（二）家庭积极营造健康的生活环境

每个家庭成员学习、了解、掌握、应用《中国公民健康素养——基本知识与技能》和中医养生保健知识。遇到健康问题时，优先选择从卫生健康行政部门等政府部门及医疗卫生专业机构等正规途径获取相关健康信息，提高理解、甄别、应用健康信息的能力。共同学习健康知识，树立健康理念，养成良好生活方式，定期体检，维护好家庭成员的健康。有婴幼儿、老人和残疾人的家庭主动参加照护培训，学习和掌握有关护理知识和技能。提倡有经消化道传播疾病的患者家庭实行分餐制。有家族病史的家庭应该有针对性地做好预防保健工作，配备家用急救包。

（三）政府和社会传播健康科学知识

1. 充分用好健康知识普及手段

各级电视台办好健康科普节目和栏目，保障健康知识传播的权威性和准确性；免费播出健康公益广告，对公益性健康节目和栏目，在时段、时长上给予倾斜保障。运用微信、微博、移动客户端（"两微一端"）以及短视频，推动"互联网+精准健康科普"。科技、体育、药品监管、农业农村、教育等部门应该运用其政务微信、政务微博、政务网站以及短视频等联动普及健康知识。在公交站、地铁站、高铁站、汽车站、机场、大型商场、广场、旅游景区等人口密集场所，设置大型健康知识宣传栏，利用LED屏等免费播放健康公益节目。每年按照国家明确的健康主题开展"健康中国行"宣传教育活动。结合基本公共卫生服务，开展健康知识讲座、健康咨询等活动，加强对家庭和高危个体健康生活方式指导和干预。举办群众性健康知识竞赛活动，激发全民参与热情，营造良好的健康促进氛围，培育健康文化。医务人员在门诊诊疗的同时主动普及疾病知识，做好分级诊疗制度的宣传，引导就诊患者合理分流；利用候诊场地，有针对性地投放疾病宣传折页、健康知识音视频宣传资料等。医务人员做好住院患者入院教育、专科疾病讲座、医患诊疗心得分享；结合专业特点及病患类型，有针对性地普及疾病知识；以出院教育、电话随访、微信建群等方式，搭建医患信息交流平台。体检机构积极参与健康科普教育，组织专家顾问、青年宣讲团及科普专员开展科普工作；将检前告知、项目选择、报告解读、健康风险评估和慢性病管理等纳入科普内容，提高受检者的健康管理能力。社区应该开展形式多样的科普活动，帮助居民了解健康常识；定期开展专题培训，使居民掌握重大自然灾害逃生、溺水等意外伤害急救及突发心脑血管疾病急救等技能；定期组织专家举行"专病日"活动和常见慢性病讲座。

2. 抓好重点人群健康知识普及

儿童青少年群体。根据幼儿、学龄儿童和青少年、大专院校学生的身心发育特点、主要健康问题、关键健康危险因素以及健康需求，以开展学校健康教育课为抓手，实施"全体师生接受卫生健康知识培训""配置健康副校长""创建健康促进学校"校园健康"三大工程"，构建以提高儿童青少年健康生活技能为核心的校园健康文化。

老年人群体。医疗卫生机构在民政部门和社区基层组织的协助下，深入老年大学、老年活动中心、基层老年协会、养老服务机构等开展健康科普活动，传播老年人的膳食营养、运动、心理健康、慢性病管理和合理用药、健康管理等知识；引导老年人正确认识药物和保健品，遵医嘱用药，不随意用保健品替代药品，不迷信保健品，提高保健品甄别能力，避免上当受骗；倡议家庭成员掌握老年人健康维护的知识和技能，照顾好其饮食起居，关注其心理、身体和行为变化，安排其定期体检，及早发现异常情况，及时安排就诊，接受家庭医生的健康指导；传播适合老年人安全家居环境知识，预防老年人跌倒等。

民族地区人群。针对民族地区疾病谱和群众健康需求，依托当地基层干部、医务人员、教师以及宗教教职人员、家族中有影响力的人员，在寺庙、广场及家庭等具有民族特色的场所，注重利用重要活动时机开展健康教育活动。在公共场所设置健康教育宣传栏，在夜校开设健康知识课程，在学校开展"小手拉大手，一名学生影响一个家庭"等活动，向群众普及健康知识。开展"五洗"（洗脸、洗手、洗脚、洗澡、洗衣服）、"五不做"（鲁莽驾驶、乱扔垃圾、不文明丧葬、随地大小便、饮高氟砖茶）、"三加热"（食物煮熟、生水烧开、隔夜食品加热）等教育，促进民族地区民众养成健康卫生习惯，逐步提高健康素养水平。

3. 动员社会参与健康知识普及

整合多方力量共同参与。构建"政府主导、部门合作、全社会共同参与"

的健康知识普及格局，营造全社会关注健康、重视健康、群众自主获取正确健康知识的良好氛围。围绕居民健康素养及其相关影响因素，从社会宣传、文化教育、医疗卫生、合理膳食、体育健身、环境保护、食品药品安全、心理健康等多方面开展健康知识普及，共同提高群众的健康素养水平。鼓励行业学会、协会等社会组织结合本领域实际，组织专家开展多种形式、面向公众的健康科普活动和面向机构的培训工作。

建立完善专家库和资源库。持续完善健康科普专家库，为健康知识传播提供智力支撑。建立健康科普资源库，分类梳理健康科普相关资源，适时出版、遴选、推介一批健康科普读物和科普材料。针对重点人群、重点健康问题组织编制相关知识和信息指南，并向社会发布。完善健康科普人才培养体系，储备健康科普人才库。

发挥医防结合重要作用。各级医疗机构在单位网站设置健康科普专栏，设置健康科普知识宣教员，为群众提供健康知识讲座和咨询等服务。三级医院组建健康科普队伍，制订健康科普工作计划，建设微博、微信新媒体健康科普平台。有针对性地开发健康教育处方等健康科普材料，定期面向患者及家属举办健康知识讲座。医务人员掌握与岗位相适应的健康科普知识，并在诊疗过程中主动提供健康指导。完善全科医生、专科医生培养培训课程和教材内容，开展健康教育与健康促进基本理论和方法培训，提高全科医生、专科医生、家庭医生健康促进与教育必备知识和技能。公共卫生机构要把健康知识普及作为重要工作内容，明确专门部门和人员，制订专门计划和方案，在传染病防控、预防接种等方面发挥突出作用。建立完善医疗机构医务人员和公共卫生机构人员激励约束机制，将健康促进与教育工作纳入各级各类医疗机构、公共卫生机构绩效考核，纳入医务人员和公共卫生机构人员职称评定和绩效考核。完善医保支付政策，鼓励基层医疗机构和家庭签约医生团队开展健康管理服务。

加强健康促进县（区）建设。持续开展健康促进县（区）创建活动，各市（州）健康促进县（区）实现全覆盖。各县（区）开展创建健康促进医院、学校、机关和企事业单位活动。推行公共政策健康审查制度，组织多部门联合开展健康行动。针对不同场所、不同人群的主要健康问题，开展健康管理制度建设、健康支持性环境创建、健康服务提供、健康素养提升等工作，创造有利于健康的生活、工作和学习环境。

第二节 健康服务：现代化

一、建成一批现代化医院

(一) 现代化医院建设的现实背景

四川省医疗服务规模和水平在西部地区处于领先地位，在发展规模上，截至 2020 年年底，四川省每千人口医疗卫生机构床位数达 7.76 张，居全国第三位；每千人口执业（助理）医师数达 2.81 人，高于西部平均水平。从发展水平看，四川省拥有国内一流、国际知名的四川大学华西医院、四川大学华西口腔医院、四川大学华西第二医院，有在国内享有盛誉的知名专科品牌，如四川省骨科医院、四川省肿瘤医院等。但是，与东部地区相比，四川省的医疗服务供给仍存在一些短板。

1. 省市级医疗机构发展相对滞后

从四川省医疗机构来看，国家卫生健康委在川医疗机构整体实力强大，国内、国际知名度较高。在全国三级公立医院绩效考核中，四川大学华西医院连续三年考核等级为 A++，位居全国综合医院前 1%；四川大学华西第二医院连续四年蝉联妇产类专科医院第一名；四川大学华西口腔医院 2021 年蝉联口腔专科医院第一名。据统计，2020 年，四川大学华西医院、四川大学华西第二医院、四川大学华西口腔医院、四川大学华西第四医院 4 所医院的医疗收入总额占四川省医院医疗收入总额的 9.39%，占成都市医院医疗收入总额的 25.16%。而 2021 年国家三级公立医院绩效考核中，仅四川省人民医院进入全国同类医院前 100 名，省、市级医院整体水平不高。

2. 医疗机构临床专科服务能力较弱

国家临床重点专科大部分集中在国家卫生健康委在川医疗机构，省级临床重点专科数量较少，大部分地区市级临床重点专科仍为空白，边远和民族地区优质临床专科资源缺乏。高水平临床专科国际国内影响力还较低，专科整体实力与国内高水平发达地区尚有一定差距，临床研究能力有待加强。严重影响四川省人民健康的心脑血管疾病、恶性肿瘤、呼吸系统疾病、消化系统疾病等相关专业关键技术领域突破能力不足。呼吸内科、心血管外科、胃肠外科、妇产科等专科省外就医患者占比较高，肿瘤科、神经外科、妇产科、普外科等专科省内异市就医占比较高。

3. 区域医疗服务发展不平衡

四川省面积较大，地理地貌复杂，地区之间经济发展水平、交通条件、卫生资源配置水平存在巨大差异，民族地区、经济欠发达地区的医疗服务供给水平与成都及周边城市之间存在巨大差异。此外，城乡之间卫生服务供给也存在着巨大差异，严重影响着城乡居民的健康水平。医院特别是公立医院是四川省医疗卫生服务体系的重要组成部分，是人民群众看病就医的主要场所，是推进健康四川建设的核心力量。四川省公立医院数量占医院总数的比例不足三成，却承担了超过八成的诊疗任务。因此，推动公立医院高质量发展，建设一批现代化医院尤为重要。

（二）现代化医院建设的主要特征

1. 专业化

医疗技术水平是现代化医院的核心内涵，也是医院核心竞争力之源。现代化医院要持续跟踪国内外最新医学科学发展动态，努力掌握现代医学科学技术，建设一批高质量、有特色的重点专科，使疑难重症诊治能力、医学前沿技术应用和服务质量达到国内领先水平。

2. 精细化

医院管理精细化是现代化医院的重要特征，现代化医院需要善于运用现代管理理念、管理工具、管理方法和管理技术，借助信息化手段，将医院管理精准到科室、精准到诊疗组、精准到每一位医务人员和重点病种，持续激发降低成本、提高效率的内生动力，使有限的医疗资源发挥最大的社会效益。

3. 智慧化

四川省不断推进云计算、大数据、物联网、区块链、5G等新一代信息技术与医疗服务深度融合。推动以智慧医疗、智慧服务、智慧管理"三位一体"的智慧医院建设是现代化医院的必然趋势，将促进医院数字化、网络化、智慧化转型。

4. 人本化

现代化医院是患者、员工、社会三方满意的、具有人文关怀的医院，把"以病人为中心"的服务理念贯穿医疗服务全过程，为人民群众提供安全、适宜、优质、高效的医疗卫生服务；将"以员工为主体"全方位融入医院管理，充分调动医务人员积极性，形成推动医院高质量的强大凝聚力和向心力。

（三）现代化医院建设的发展主题

现代化医院建设以高质量发展为主题。近年来，公立医院规模越来越大，但是优质医疗服务的供需矛盾依然十分突出。人民群众日益增长的高品质医疗服务需求迫切要求公立医院把发展的着力点放在提升质量和效率上，要更加注重内涵发展、技术发展、能力水平发展和服务质量发展，提高发展的"含金量"，提供更多、更好、更快的医疗服务。同时，国家对公立医院的要求越来越高，药品和耗材"零加成"、医保支付制度改革、公立医院绩效考核等一系列政策措施的实施，都在倒逼公立医院转变高费用、高成本的粗放式管理模式，加快补齐内部管理的短板和弱项。否则，公立医院很难应对外部环境变化及重大突发事件的冲击。在新冠肺炎疫情之下，门诊量和住院量骤降，医院运营压力增大，一些医院生存困难，事业发展严重受阻。2021年6月4日，国务院办公厅印发《关于推动公立医院高质量发展的意见》，构建了公立医院高质量发展的"四梁八柱"。2021年9月14日，国家卫生健康委和国家中医药局联合印发《公立医院高质量发展促进行动（2021—2025年）》，进一步明晰未来5年公立医院高质量发展的8项行动。2021年11月29日，四川省人民政府办公厅印发《四川省推动公立医院高质量发展实施方案》，并提出6方面重点任务。

一系列政策文件的出台，构筑了深化公立医院改革的制度体系，同时也彰显了公立医院高质量发展的必要性和紧迫性。四川省坚持以人民健康为中心，立足新发展阶段，全面、完整、准确贯彻新发展理念，融入新发展格局，坚持政府主导、公益性主导、公立医院主导；强化体系创新、技术创新、模式创新、管理创新，围绕构建公立医院高质量发展新体系、引领公立医院高质量发展新趋势、提升公立医院高质量发展新效能、激活公立医院高质量发展新动力、建设公立医院高质量发展新文化，推动四川公立医院从"高速度增长"向"高质量发展"转变；不断提升人民群众看病就医获得感、幸福感和安全感，加快推进健康四川建设。力争通过5年努力，公立医院实现"三个转变"，即发展方式从规模扩张转向提质增效，运行模式从粗放管理转向精细化管理，资源配置从注重物质要素转向更加注重人才技术要素，建成一批人性化、功能化、智能化的现代医院①。

（四）现代化医院建设的内容重点

1. 着力打造"双中心"

一是建设国家医学中心和国家区域医疗中心。国家医学中心在疑难危重症诊断与治疗、高层次医学人才培养、高水平基础医学研究与临床研究成果转

① 四川省人民政府办公厅. 关于印发四川省推动公立医院高质量发展实施方案的通知［EB/OL］.（2021-11-29）［2021-03-05］.https：//www.sc.gov.cn/10462/zfwjts/2021/12/1/cbcaed802f864b989631a79638b45c01.shtml.

化、解决重大公共卫生问题、医院管理等方面代表全国顶尖水平，具备国际竞争力①。国家区域医疗中心在疑难危重症诊断与治疗、医学人才培养、临床研究、疾病防控、医院管理等方面代表区域顶尖水平。国家医学中心和国家区域医疗中心代表着全国领先水平，是国内现代化医院发展的目标。四川要全面推进委省共建国家医学中心和国家区域医疗中心合作协议落实，四川大学华西医院揭榜创建国家医学中心，集中力量开展核心技术攻关，打造世界一流的现代化医院；四川大学华西口腔医院加快建设国家口腔医学中心发展；四川大学华西第二医院加快国家儿童区域（西南）医疗中心建设发展。四川省正全力争取综合、高原病国家医学中心和呼吸、创伤、传染病等专业类别的国家区域医疗中心落户四川。

二是建设省医学中心和省区域医疗中心。四川省在四川省范围内设置 3 个省医学中心、50 个省区域医疗中心。省医学中心在疑难危重症的诊断与治疗、高层次医学人才培养、医学科学关键核心技术攻关、高水平基础医学研究与临床研究科技成果转化、重大公共卫生问题应对、中西医协同创新等方面代表四川省领先水平，在国内、国际上具有较高知名度和影响力。负责省内重大疑难危重症的诊断与治疗，示范、推广适宜有效的高水平诊疗技术，引领四川省医学发展和医疗服务能力提升，辐射带动周边区域；立足高层次医学人才培养，构建医学学科与多学科深度交叉融合、高水平的医学人才培养体系；聚焦医学科技前沿，针对医学科学领域全局性、关键性、"临门一脚"和"卡脖子"问题，开展关键核心技术攻关；建设平急结合的医疗救治协同网络，提升应对突发公共卫生事件救援能力，承担紧急医学救援力量储备和区域医用物资储备任务；创新中西医协同服务新模式，探索具有中国特色的公立医院高质量发展模式和路径，打造现代化医院样板。省区域医疗中心以临床医疗服务水平为主，以临床重点专科为支撑，在疑难危重症诊断与治疗、医学人才培养、临床研究和成果转化研究、疾病预防、医院管理等方面代表区域领先水平，在省内、国内具有一定知名度和影响力。开展区域内疑难危重症的诊断与治疗，加强临床重点专科能力建设，提升区域医学技术和医疗服务保障能力；培养紧缺医学人才，加强毕业后教育、继续教育工作；协同省医学中心开展高水平医学科学研究和技术攻关，应用转化研究成果，推广卫生健康适宜技术；构建疾病防治网络，推广普及疾病预防措施，承担突发公共卫生事件的医疗卫生应急救治，承

---

① 国家卫生健康委员会. "十三五" 国家医学中心及国家区域医疗中心设置规划［EB/OL］.（2017-01-22）［2022-10-11］. http://www.nhc.gov.cn/yzygj/s3594q/201702/b32824adcb3a4d35a4f3f0 ee5c6dc3c4. shtml.

担紧急医学救援力量储备和区域医用物资储备任务；落实医改任务，探索公立医院高质量发展运行模式，在分级诊疗、医联体建设、对口帮扶等方面取得突破性进展①。四川省大型公立医院应以"双中心"建设为目标，不断推动医院高质量发展，提升医院的综合实力、区域竞争力和国际国内影响力。

2. 提升医疗技术水平

一是建设临床重点专科。聚焦四川省群众就医需求，以推动临床专科能力建设为主题，实施"卓越、精品、支撑、培育"工程，构建国家临床重点专科为引领、省级临床重点专科为核心、市（州）级临床重点专科为支撑、县级临床重点专科为基础的临床重点专科体系②。以四川大学华西医院、四川大学华西第二医院、四川大学华西口腔医院等国家卫生健康委在川医院和四川省人民医院、西南医科大学附属医院等省级三级甲等高水平医院为主体，聚焦加强核心专科能力建设、补齐专科资源短板、推动关键领域技术创新，遴选一批国家卓越专科，争取建设 70 个国家临床重点专科，不断提高相关专科能力，力争达到国际领先水平，打造国家医学"高峰"。以省级和市（州）级大型三级医院为基础，聚焦恶性肿瘤、心脑血管疾病、呼吸系统疾病、代谢性疾病、消化系统疾病等人民群众就医需求较大的核心专科和省外就医占比较高的相关专科，进一步提升临床适宜技术、先进技术，遴选一批省级精品专科，建设 300 个省级临床重点专科，疑难危重患者救治能力达到国内领先水平，打造西部医疗"高原"。以市县两级医疗机构为基础，聚焦辖区居民健康需求和肿瘤科、心内科、胸外科、普外科、呼吸科、产科、麻醉科、重症科、骨外科、儿科、病理科、检验科、医学影像科、感染性疾病等基础专科建设，遴选一批市级支撑专科，建设 500 个市级临床重点专科，提升市（州）级医院综合性医疗服务能力，专科能力达到省内领先水平，打造全域医疗"高地"。以县乡两级医疗机构为基础，聚焦辖区居民常见病、多发病、传染病的专科服务体系建设，补齐县域内专科能力短板，健全县医院一、二级科室设置，遴选一批县级培育专科，建设 1 000 个县级临床重点专科，逐步提升县级医院综合服务能力。

① 四川省卫生健康委员会. 关于印发《四川省"十四五"医学中心和区域医疗中心设置规划》的通知. [EB/OL]. (2022-06-13)[2022-10-11]. http://wsjkw.sc.gov.cn/scwsjkw/zcwj11/2022/6/27/bffd231bc38b43e097421480158e9ce2. shtml.

② 四川省卫生健康委员会. 关于印发《四川省"十四五"临床专科能力建设规划》的通知[EB/OL]. (2022-6-10)[2022-10-11]. http://wsjkw.sc.gov.cn/scwsjkw/zcwj11/2022/6/20/45989dcd651c4b1cafb8d765bae98dd2. shtml.

二是强化医疗技术创新。加强以临床问题为导向的科学研究和技术创新，在重点疾病和关键技术领域上取得重大突破。以生物治疗国家重点实验室、四川大学华西医院、四川省转化医学研究院等为主要依托，以解决人体健康和疾病防治的关键科学问题为目标，聚焦脑科学与类脑研究、人体稳态和微生物、干细胞和再生医学、特殊环境健康防护等关键医学问题，协同开展技术创新攻关。以四川省"国家基因检测技术应用示范中心"、四川大学华西医院"四川省精准医学产业创新联盟"、"四川省精准医学应用工程实验室"等为依托，加快引领性技术的创新突破和应用发展，攻克一批亟须突破的先进临床诊治关键技术。重点部署生命组学、基因操作、精准医学、生物治疗、再生医学、干细胞与组织工程、医学人工智能、微创治疗等前沿及共性技术研发，增强原始创新，加快前沿技术创新及临床转化。充分发挥国家临床医学研究中心、省临床医学研究中心网络优势，研究开发一批亟须突破的临床诊疗关键技术，大力推动医疗新技术转化应用于临床，在科学评价的基础上形成一批诊疗规范技术，提高诊疗、护理技术水平。

三是提升医疗服务质量。健全省、市、县三级医疗质量控制体系，制定完善的医疗质量控制指标体系，基本覆盖临床主要专业，发挥专家对四川省医疗机构的医疗质量管理和控制的指导与监督作用，加强医疗技术临床应用监管，推进医疗质量同质化。建立科学的医疗服务质量评价机制，健全医疗安全保障体系，实现医疗质量和医疗安全水平持续提升[1]。构建质量控制与监督执法联动机制，推动医疗质量安全核心制度落实，规范诊疗行为，保障医疗安全。推动实施临床路径管理，完善诊疗规范和技术指南，扩大临床路径管理病种覆盖范围和入组比例，实行病种规范化治疗。健全三级护理质量控制体系，实施以病人为中心的责任制整体护理，开展延续护理服务，进一步扩大优质护理服务覆盖面，提升护理服务能力。创新医疗服务监督模式，建设并完善医疗机构、医务人员、医疗行为综合监管平台，推动监管方式由事后监管向事中、事前监管转变。突出医疗服务监督重点，强化重点环节、重点区域、重点人员、重点时段的管理，加强医疗机构抗菌药物合理应用、临床路径和单病种质量控制的监管。进一步加强四川省医疗机构药事管理和药学服务，加大药品使用改革力度，提升医疗机构药事管理水平。持续开展医疗机构合理用药评估，建立健全常态化监管机制，抓实合理用药评估结果应用，严格落实医疗机构药事管理重

---

[1]　四川省人民政府办公厅.关于印发《四川省"十四五"卫生健康发展规划》的知.[EB/OL].(2021-11-17)[2022-10-22].https://www.sc.gov.cn/10462/zfwjts/2021/11/18/27f77a257007443784bc696b0b3129af.shtml.

点工作跟踪和通报制度，促进门诊患者基本药物处方占比、住院患者基本药物使用率稳步提升，不断提高四川省合理用药水平。

四是创新医疗服务模式。建立健全预约诊疗制度，全面推行分时段预约诊疗和检查检验集中预约服务，有序推进检查检验结果互认。推动三级医院日间手术等服务常态化、制度化，逐步扩大日间手术病种范围，稳步提高日间手术占择期手术的比例。鼓励医院设置日间病房、日间治疗中心等，为患者提供日间化疗、日间照射治疗等服务。针对肿瘤、多系统多器官疾病、疑难复杂疾病等，推动建立多学科诊疗制度。鼓励将麻醉、医学检验、医学影像、病理、药学等专业技术人员纳入多学科诊疗团队，提升综合诊治水平。鼓励医疗机构采取多种方式设置服务协调员，在患者诊疗过程中予以指导协助和跟踪管理。开展"互联网+护理"服务，开展上门护理、居家护理等延续护理服务。开设合理用药咨询或药物治疗管理门诊，提供精准用药服务。继续推进胸痛、卒中、创伤、危重孕产妇救治、危重新生儿和儿童救治等中心建设，为患者提供医疗救治绿色通道和一体化综合救治服务，提升重大急性疾病医疗救治质量和效率。

3. 加强医院精细化管理

一是健全运营管理体系。推动医院核心业务工作与运营管理工作深度融合，将现代医院管理理念、方法和技术融入运营管理的各领域、各层级和各环节，大力提升运营管理精细化水平。坚持高质量发展，通过完善管理制度、再造业务流程、优化资源配置、强化分析评价等管理手段，将运营管理转化为价值创造，有效提升运营管理效益和投入产出效率①。结合运营目标和精细化管理需求，聚焦人、财、物、技等核心资源，聚焦医、教、研、防等核心业务，以资源配置、流程再造、绩效考核为导向，建立健全运营管理制度体系，明确组织机构、职责权限、决策机制、业务规范、运营流程等内容，完善人力资源管理、空间和设施设备管理、绩效管理、财务管理、资产管理、风险防控管理、信息化管理等各项制度，有效保障运营管理规范化及高效协同运作，提升运营管理效率和质量。加强运营管理信息化建设，健全运营数据的统计、分析、评价、监控系统，推动医院运营管理迈向科学化、规范化、精细化、智能化。建立病种组合标准体系，根据疾病严重程度，形成针对每一个病组的量化治疗标准、药品标准和耗材标准等，对医院病例组合指数、成本产出、医生绩

---

① 国家卫生健康委员会. 关于加强公立医院运营管理的指导意见[EB/OL].(2020-12-25)[2022-10-11].http://www.nhc.gov.cn/caiwusi/s7785t/202012/253d87a373194074b43ce57932b08e60.shtml.

效等进行监测评价。大力推进病种成本和DRGs病组成本核算，逐步实现科室人力、设备、材料、产品等全成本核算，引领科室不断优化病种结构和病种成本结构，提升成本管控效益。加强各类成本的全过程管控，突出药品、试剂、医用耗材的成本管控和人力成本分析，严控支出中的"跑冒滴漏"。

二是加强全面预算管理。建立基于医院战略发展规划和年度计划目标为依据的预算管理机制，构建覆盖人、财、物全部资源的全面预算管理体系。健全"预算编制有目标、预算执行有监控、预算完成有评价、评价结果有反馈、反馈结果有应用"的全过程预算绩效管理机制。完善包括医院全面预算、财务收支、内部控制、国有资产、成本核算等管理制度，推进财务岗位建设与工作流程再造，建立健全业务质控机制，全面规范财务运行流程。推进预算绩效目标管理，细化医院、科室及项目绩效目标设置，建立绩效评估机制，对绩效目标实现程度和预算执行进度实行"双监控"，切实提升资源配置效率，促进运营效益稳步提升。强化项目资金管理，把各项管理要求融入立项审批、资金使用、执行分析、考核评价、结项等各业务流程当中，促进业务管理与经费管理深度融合，积极控制流程性风险。

三是加强内部控制管理。以规范经济活动和医疗、教学、科研等业务活动有序开展为主线，以内部控制量化评价为导向，以信息化为支撑，健全重点领域、重要事项、关键岗位的流程管控和制约机制，建立权责一致、制衡有效、运行顺畅、执行有力的内部控制体系。以运营管理和经济管理的重大风险、重大项目、重要流程为重点，全面推进医院内部控制建设。建立健全科学、有效的内部制约机制，建立风险控制矩阵，重点强化预算、收支、采购、资产、基本建设、合同、医疗、科研、教学、医联体和信息化建设业务风险防控。

四是开展科学绩效评价。突出公益性导向，扎实推进公立医院绩效考核，持续优化绩效考核指标体系，充分运用绩效考核结果。改革公立医院内部绩效考核办法，建立以工作数量为基础、质量管理为重点、人员考核为关键的考核方式，将政府对医院的绩效考核落实到科室和医务人员，对不同岗位、不同职级医务人员实行分类考核。建立科学的绩效考核指标体系，兼顾公平和效率，将办院方向、社会效益、医疗服务、经济管理、人才培养培训、可持续发展等纳入考核管理，突出岗位职责履行、工作量、服务质量、行为规范、医疗质量安全、医疗费用控制、医德医风和患者满意度等指标。强化绩效考核结果运用，将考核结果与医务人员岗位聘用、职称评定、个人薪酬等挂钩。

4. 打造现代智慧医院

一是推进信息互联互通。进一步深化以电子病历为核心的医院信息系统建设，加强临床知识库建设，提高电子病历的应用深度和应用价值，建立以电子病历为核心的医院信息系统集成机制，提升医院信息系统互联互通水平。医院内部推进信息系统集成整合，推进医疗数据统一管理应用，加快临床诊疗无纸化进程。进一步完善门（急）诊电子病历系统应用，提升临床诊疗规范化水平，发挥智能化临床诊疗决策支持功能，确保数据安全、有效应用，实现诊疗服务全流程闭环覆盖。

二是提升智慧服务水平。搭建智慧服务平台，提供覆盖诊前、诊中、诊后的全流程一体化医疗服务，实现线上线下服务深度融合，为患者提供全流程的个性化、智能化服务。建设一站式服务平台、全预约平台、入院准备中心、随访中心、床旁结算等信息平台，为患者提供便捷就医服务。提供互联网线上诊疗服务，实现在线挂号、咨询、诊疗、历史病历调阅及病历在线书写、开具处方、处方流转、药品配送等服务。

三是提升智慧医疗水平。在互联网医院、门诊挂号、门诊医生站、慢病管理中引入 AI 技术，建立临床辅助诊断系统（CDSS）和慢病数据分析系统，为医生提供辅助诊断服务，减少医生工作负荷。加快智慧病区建设，建设智能床旁呼叫系统、电子床头卡、智能输液监控、智能生命体征采集、智能生命体征监测、护理大屏、移动护理车、病区智能耗材柜等。

四是提升智慧管理水平。建立临床数据中心、科研数据中心、运营数据中心等，构建医疗大数据平台。利用大数据技术，对临床数据中心和科研数据中心的数据进行分析，为医疗质量管理和医院运营管理提供精准数据支持，提高管理效率。建设医院资源管理系统（HRP），实现对全院人、财、物的精细化管控。推进后勤物资管理系统和固定资产管理系统建设，实现物资全生命周期管理。整合医疗业务信息系统，打通信息孤岛和数据壁垒，消除信息孤岛。通过数据集成，实现管理部门之间、管理部门与业务科室之间数据共享、实时交换、业务联动。

5. 打造拔尖人才团队

人才是医院的核心竞争力，是医院高质量发展的第一要素。打造一批创新型、技术精的人才队伍，培养储备一批优秀青年人才队伍，是推动医院高质量发展的重要保障。

一是打造一批创新型人才队伍。坚持面向世界科技前沿、面向人民生命健康，以引领医学科技领域创新和解决生命健康前瞻性、战略性问题为核心，依托国家、省重大项目、重点实验室、重大人才计划，在生命组学、基因操作、精准医学、生物治疗、再生医学、干细胞与组织工程、医学人工智能、微创治疗等医学前沿领域，培养和造就一批具有深厚科学素养、创新能力突出的医学科技人才。

二是打造一批高层次人才队伍。加强高层次人才引进力度，落实境外省外高端紧缺人才激励政策。充分利用两院院士四川行、中国西部海外高科技人才洽谈会、全球青年学者论坛、省校（院、企）战略合作、"蓉漂人才荟"等平台，围绕优势重点学科，引进一批具有行业影响力的领军人才及创新团队。强化本土高层次人才培育，实施四川省天府卫生健康英才培养计划，采取分层分类选拔培养方式，遴选一批省卫生健康首席专家、领军人才、中青年骨干人才、临床技能名师。重点培养一批长期在医疗卫生一线工作，医疗技术精湛，疑难危重病症诊治经验丰富，社会影响较大、同行公认的临床医学领军人才。

三是储备一批优秀青年人才。以国家青年高层次人才计划、医学科技创新平台基地和科技计划项目为依托，加大对青年人才的培养力度，培育复合型、创新型的青年人才。全方位信任、帮助和支持青年人才成长，鼓励和吸纳青年人才积极参与医学科技创新重点工作。健全基础-临床-产业-人才一体化模式和运行机制，大力开展高层次、创新型、复合型临床人才培养与优秀青年创新团队建设。

四是充实临床技术骨干和学科带头人。适应疾病谱变化和医疗服务需求，以满足重大疾病临床需求为导向，加强重症、感染、肿瘤、麻醉、心脑血管、呼吸、儿科等临床专（学）科人才培养和建设，带动诊疗能力和水平提升。发挥国家级、省级医学中心、临床医学研究中心、区域医疗中心的辐射引领作用，培养临床技术骨干和学科带头人。

二、形成全生命周期服务网络

（一）全生命周期服务网络的建设背景

全生命周期是指"从胎儿到生命终结"，划分为胎儿期、婴儿期、儿童期、青年期、职业工作期、老年期等不同生命阶段，各生命阶段都面临着不同健康问题，各机构应当有完善的全生命周期健康服务网络，开展健康有针对性的健康干预措施。基层医疗卫生服务机构与妇幼保健机构应该密切配合，从胎儿时期到婴幼儿里在优生优育、生长发育监测和营养指导、规划免疫及传染病预防等方面制定优先干预措施；在儿童期及青少年期，教育部门与卫生部门应该协同进行心理健康辅导、意外事故防范工作，通过健康教育让居民养成良好的生活习惯与行为等；在女性成年时期，全社会要重点做好孕产期保健和心理干预；在老年时期，全社会要持续重点提高老年人的生理健康水平，改善老年人的生活环境和社会支持状况，并通过药物、辅助器材等帮助健康状况不佳的老年人参与社会活动等。

（二）强化婴幼儿期健康服务

1. 完善妇幼健康服务体系

完善以各级妇幼保健机构、妇女儿童专科医院以及综合医院妇产科、儿科为骨干，以基层医疗卫生机构为基础，以综合救治能力较强的大中型综合医院、相关科研教学机构为技术支撑的妇幼健康服务体系，提供优质妇幼健康服务。

一是加强妇幼保健机构标准化建设。全面改善妇幼保健机构基础设施条件，实现省、市（州）、县均有1所政府举办、标准化的妇幼保健机构。建设供需平衡、布局合理的人类辅助生殖技术服务体系，严格规范相关技术应用，加强服务监管。建强省妇幼保健院，加快省儿童医院建设，引领四川省妇幼健康高质量发展。支持市级妇幼保健院达到三级水平，县级妇幼保健院达到二级水平。支持基础较好的妇幼保健院发展妇女儿童专科医院，鼓励建设省、市（州）、县三级妇幼专科联盟和医疗联合体。推动妇幼健康服务机构重点学科和妇幼保健特色专科建设，提升保健和临床服务能力，健全以围产医学和妇幼健康为特色的学科专科群。

二是建全危重孕产妇和新生儿救治网络。依托产科（儿科）实力和综合救治能力较强的医疗机构，建立省、市（州）、县危重孕产妇和新生儿救治中心，健全危重孕产妇和新生儿救治、会诊、转诊网络，全面提升危重孕产妇和新生儿救治能力，推动四川省孕产妇、新生儿死亡率持续稳中有降。市、县两级均有至少1个危重孕产妇救治中心和1个危重新生儿救治中心。

三是健全出生缺陷防治网络。四川省设置产前诊断中心、新生儿遗传代谢病诊断中心、新生儿听力障碍诊治中心。各市（州）原则上至少设置1个产前诊断机构、1个新生儿听力障碍诊治分中心。各县应当开展婚前保健、孕前保健、产前筛查、新生儿遗传代谢病筛查、新生儿听力障碍筛查，每个县至少设置1个能独立开展产前生化免疫实验室检测的产前筛查机构、1家新生儿听力筛查机构。基层医疗卫生机构应该开展出生缺陷防治知识的宣传动员和健康教育，逐步构建新生儿先心病筛查服务网络。

四是夯实儿童健康服务网络。构建省、市（州）、县儿童医疗服务网络，提升省级和市级综合医院、妇幼保健院、儿童专科医院儿童医疗服务能力。以县级妇幼保健机构为龙头，乡镇卫生院、社区卫生服务中心（站）为枢纽，村卫生室为基础，夯实基层儿童保健服务网络。每个乡镇卫生院和社区卫生服务中心（站）配备全科医生并提供规范的儿童基本医疗服务，配备医师并提供儿童保健服务。

五是保障孕产妇健康。实施母婴安全行动提升计划，严格落实妊娠风险筛查与评估、高危孕产妇专案管理、危急重症救治、孕产妇死亡个案报告、约谈通报等母婴安全五项制度。聚焦孕产妇健康服务质量提升，积极开展孕产期保健、妇女保健等特色专科及亚专科建设。落实妊娠风险评估与管理工作要求，规范开展产前筛查与产前诊断，及时发现和干预影响妊娠的风险因素。精准识别高危孕产妇，对高危孕产妇实行严格专案管理，确保做到"发现1例、登记1例、报告1例、管理1例、救治1例"。

六是促进儿童和青少年健康。实施健康儿童行动提升计划，加强新生儿安全管理和生命早期基本保健。实施母乳喂养促进行动，加强爱婴医院管理和母乳喂养社会宣传，强化合理膳食指导，预防和控制贫血、营养不良、肥胖等营养性疾病。强化儿童早期发展服务，加强婴幼儿养育照护指导，普及科学育儿知识和技能，增强家庭科学育儿能力，推动儿童早期发展服务进农村、进社区、进家庭。加强肺炎、腹泻、儿童手足口病等儿童常见疾病防控，推广儿童疾病防控适宜技术。加强对儿童、青少年贫血、视力不良、肥胖、龋齿、心理行为发育异常、听力障碍、脊柱侧弯等风险因素和疾病的筛查、诊断和干预。指导学校和家长对学生实施防控综合干预，抓好儿童、青少年近视防控。加强儿童心理健康教育和服务，强化儿童孤独症筛查和干预。开展青少年性与生殖健康教育。

2. 健全普惠托育服务体系

以普惠性、基础性、兜底性为重点，推动普惠托育服务体系规范化、标准化建设，不断扩大服务供给，提升服务质量，建设一批方便可及、价格可承受、质量有保障的托育服务机构。

一是加快建设托育服务设施。依托妇幼保健机构、社区、幼儿园等，新建或者改（扩）建一批托育服务设施。加强社区托育服务设施建设，完善社区婴幼儿照护设施和活动场所。将托育服务设施纳入居住公共服务设施配置指标，按照每千人口不少于10个托位、老城区和已建成居住区每千人口不少于8个托位的标准新建居住区。

二是增加普惠托育服务供给。通过政府购买服务、财政补贴、减免租金等政策措施，支持各类主体兴办普惠托育机构。完善社区托育服务网络，支持打造公建民营、政企合作等多种形式的社区普惠托育点，以社区和家庭为主要服务对象，提供全日托、半日托、计时托、临时托等多样化的普惠托育服务和家庭婴幼儿早期发展专业指导服务。鼓励幼儿园发展托幼一体化服务，鼓励现有公办和民办幼儿园在满足 3~6 岁儿童入园需求基础上，创造条件增设托班，招收 2~3 岁幼儿。支持有条件的用人单位以单独或联合相关单位共同举办的方式建设工作场所托育点，以单位职工为主要服务对象，兼顾附近居民，在工作场所或就近提供福利性托育服务。支持物业、家政等企业发展普惠托育服务。

三是大力提升托育服务能力。完善托育服务机构卫生保健工作，预防传染病，降低常见病发病率，保障婴幼儿身心健康。发展"互联网+托育"服务，开展在线父母课堂、育儿资讯等服务，做好对家庭和社区婴幼儿照护的支持和指导，增强家庭科学育儿能力。建设省级、市（州）级示范性、综合性托育服务中心，提供从业人员培训、机构管理咨询、家庭养育指导及婴幼儿早期发展等服务。

（三）强化老年期健康服务

1. 健全老年健康服务体系

以满足老年人健康服务需求为导向，构建包括健康教育、预防保健、疾病诊治、康复护理、长期照护、安宁疗护的综合、连续覆盖城乡的老年健康服务体系[1]。加快推进省老年医院建设，推动市（州）和人口大县老年医院增量提质，引导医疗资源丰富地区的二级及以下医院转型为老年医院或康复医院、护理院等接续性医疗机构。加强省级老年医学临床重点专科和二级及以上综合性医院老年医学科建设，鼓励二级及以上综合性医院设立老年医学科。鼓励有条件的县级和基层医疗卫生机构根据需要设置和增加老年医疗床位。加快老年友善医疗机构建设，综合性医院、康复医院、护理院和基层医疗卫生要加快建设老年友善医疗机构。

2. 提供高质量老年健康服务

一是加强老年健康教育。充分利用社区宣传栏、医疗机构宣传栏、电视、广播等多种方式和媒介，面向老年人和其照护者，开展包括疾病预防、合理用药、膳食营养、运动健身、心理健康、伤害预防等健康教育，提高老年人健康素养，促进居民养成健康生活方式。健全老年健康教育体系，围绕老年健康核心信息，开展"老年健康宣传周"等活动，向个人、家庭、社会普及老年健康知识。为老年人提供合理膳食指导，指导医养结合机构、养老机构等为老年

---

[1] 国家卫生健康委员会. 关于建立完善老年健康服务体系的指导意见[EB/OL].（2019-11-01）[2022-09-11]. http://www.nhc.gov.cn/lljks/s7785/201911/cf0ad12cb0ec4c96b87704fbbeb5bbde.shtml.

人提供营养配餐，让老年人形成健康生活方式。加强对老年人运动健身的科学指导，推广适合老年人强身健体的运动项目和锻炼方法。加强公共体育设施建设，加强基层老年体育组织建设，定期举办老年运动会。开展预防老年人跌倒等宣传指导，组织老年人进行自救互救卫生应急技能训练，强化个人和家庭健康第一责任人意识。社区服务中心、基层老龄协会、老年大学等可以定期组织老年人开展健康知识讲堂、群体社会活动等，让老年人自觉、主动关心自身健康状况。

二是做实老年健康管理。建立健全老年健康危险因素干预、疾病早发现早诊断早治疗、失能预防三级预防体系。加强老年人健康管理，提供生活方式和健康状况评估、体格检查、辅助检查和健康指导服务。开展老年人营养改善行动，定期监测、评价老年人营养状况，持续改善老年人营养状况。综合评估老年人健康状况，开展失能失智风险监测和常见慢性病、老年重点疾病的早期筛查、干预和防治。实施失能预防项目，大力宣传失能预防知识，降低老年人失能发生率。加强适老环境建设和改造，减少老年人意外伤害。

三是强化老年心理健康。实施老年人心理健康预防和干预计划，在各级医疗卫生机构开展老年心理健康体检和筛查评估，对筛查出的患者和亚健康人员，规范开展心理咨询、心理危机干预、精神疾病治疗与康复等心理健康服务。针对抑郁、焦虑等常见精神障碍和心理行为问题，开展心理健康状况评估和随访管理，为老年人提供心理辅导、情绪纾解、悲伤抚慰等心理关怀服务。支持社会组织为失能、失智老年人提供照护和精神慰藉服务，加强生命尊严和死亡教育。鼓励老年大学、老年活动中心、基层老年协会、有资质的社会组织等宣传心理健康知识、提供心理健康服务，组织开展有益身心的社会活动。

四是加强老年疾病诊治。重视老年人综合评估和老年综合征诊治，推动老年医疗服务从以疾病为中心的单病种模式向以患者为中心的多病共治模式转变。强化老年人用药保障，开展老年人用药监测，加强老年人用药指导。开展社区和居家中医药健康服务，促进优质中医药资源向社区、家庭延伸。全面落实老年人医疗服务优待政策，医疗机构普遍建立老年人挂号、就医绿色通道，优化老年人就医流程，为老年人看病就医提供便利服务。

五是加强老年康复和护理服务。充分发挥康复医疗在老年医疗服务中的作用，为老年患者提供早期、系统、专业、连续的康复医疗服务。大力发展老年护理服务，完善以机构为支撑、社区为依托、居家为基础的老年护理服务网络。加强护理、康复医疗机构建设，部分公立医疗机构转型为护理、康复医疗机构，鼓励二级及以上综合性医院设立康复医学科，提高基层医疗卫生机构的康复、护理床位占比。

六是提高长期护理和安宁疗护服务能力。依托社区卫生服务中心、乡镇卫生院、护理院、床位富余的医疗机构以及符合条件的养老服务机构，依规为失能老年人提供长期护理服务。开展失能老年人"健康敲门行动"，每年至少为20万名65岁及以上失能老年人上门提供免费健康服务。稳步扩大安宁疗护服务范围，推动有条件的医疗机构开设安宁疗护病区或床位。

七是加快推进医养结合发展。建立以老年医院、综合医院老年医学科为引领，基层医疗卫生机构、康复医院、护理院、有条件的养老机构为支撑，家庭医生团队和乡村医生为基础的医养服务网络。支持有条件的医疗机构建设分区合规、流程合理的医养服务中心。建立为老年人提供居家期健康管理、治疗期住院、康复期护理、稳定期生活照料、安宁疗护一体化的医养服务模式。

3. 完善养老服务体系

养老服务是指为老年人提供必要的生活服务，满足其物质生活和精神生活的基本需求。养老服务体系主要由居家养老、社区养老、机构养老三部分组成。

第一，提供居家养老服务。居家养老服务是指政府和社会力量依托社区，为居家的老年人提供生活照料、医疗保健、家政服务、康复护理和精神慰藉等方面服务的一种服务形式。其主要服务内容包括：一是生活照料服务，为老人提供托老、助餐、起居、助浴、购物、代办、家政服务等一般照料和陪护等特殊照顾的服务；二是医疗保健服务，建立健康档案，为老年人提供预防保健、医疗协助、陪护、康复护理、疾病防治、心理卫生、健康咨询、健康教育等服务；三是文化教育服务，为老年人提供老年学校、知识讲座、学习培训、书法绘画、图书阅览等服务；四是法律维权服务，为老年人提供法律法规咨询、法律援助及维护老年人赡养、财产、婚姻等合法权利等服务；五是精神慰藉服务，为老人提供精神支持、心理疏导、尊重并保护老年人隐私等服务；六是体育健身服务，为老年人提供活动场所、体育健身设施等服务；七是志愿服务，为老年人提供邻里互助、定期看望、电话问候、谈心交流等服务。加快完善支持居家养老的配套政策，探索制定子女照料失能老年父母的支持政策，鼓励成年子女与老年父母共同居住或就近居住。整合养老服务机构、医疗卫生服务机构、基层老年协会、社会工作服务机构、志愿服务组织和服务性企业等各方资源，提高居家养老服务能力和质量，为居家老年人提供规范化、个性化的服务，为高龄老人、失能老人提供上门服务。

第二，提供社区养老服务。社区养老作为居家养老服务的重要支撑，具有社区日间照料和居家养老支持两类功能，主要面向家庭日间暂时无人或者无力照护的社区老年人提供服务。社区养老以老年人的生活需求为重点，提供助餐、助洁、助浴、助医、助行、助急等服务；同时兼顾老年人的多种需求，提供文化娱乐、学习教育、聊天、心理咨询、代购代办等服务。其主要服务内容具体包括以下几点。一是安全保障服务。通过建立相应的联系制度，充分发挥助老服务员、社区工作者和志愿者的作用；通过定期打电话、走访、探视等形式，加强对"空巢"老人等的帮扶联系；建立相应的应急救助机制，在老年人遇到意外情况时，能得到及时、快捷、有效的救助和帮助。二是生活照料服务，主要包括日间托老、购物、配餐、送餐、陪护等特殊照料的服务和洗衣、打扫卫生、家电维修等一般家政服务。三是医疗保健服务，主要为老年人提供疾病防治、康复护理、临终关怀、健康教育、建立健康档案、开设家庭病床等服务。四是文化娱乐服务，主要为老年人提供学习和活动场所、体育健身设施和组织健身团队等，组织引导老年人参加学习培训、书法绘画、知识讲座、图书阅览等，积极引导老年人参与各类文体活动。五是精神慰藉服务，主要为老年人提供邻里交流、谈心沟通、心理咨询、聊天等服务。六是其他方面的服务，主要根据老年人不同年龄及不同生活状况提供与之相适应的其他各类服务。重点加强老年人日间照料中心、老年人活动中心、嵌入式中小微养老机构建设，并配备医疗护理、康复辅具、文娱活动等设备。鼓励有条件的地方通过委托管理等方式，将社区养老服务设施无偿或低偿交由专业化的居家社区养老服务项目团队运营。

第三，提供机构养老服务。养老机构是指为老年人提供饮食起居、清洁卫生、生活护理、健康管理和文体娱乐活动等综合性服务的机构。它可以是独立的法人机构，也可以是附属于医疗机构、企事业单位、社会团体或组织、综合性社会福利机构的一个部门或者分支机构。养老服务机构包括所有为老年人提供养护、康复、托管等服务的老年社会福利院、养老院、老年公寓、护养院、敬老院等。敬老院是在城市街道、农村乡镇、村组设置的供养"三无""五保"老人、残疾人员和接待社会寄养老人安度晚年的养老服务机构。福利院是国家、社会及团体为救助社会困难人士、疾病患者而创建的用于为他们提供衣食住宿或医疗条件的爱心场所。老年社会福利院是享受国家一定数额的经济补助，接待老年人安度晚年而设置的社会养老服务机构。养老院主要为老年人提供集体居住，并具有相对完整的配套服务设施，是专为接待自理老人或综合接待自理老人、介助老人、介护老人安度晚年而设置的社会养老服务机构。老年公寓是专供老年人集中居住，符合老年心态特征的公寓式老年住宅，具备餐饮、清洁卫生、文化娱乐、医疗保健服务体系，是综合管理的住宅类型。在北京、上海这样的大城市，老年公寓已经很普遍，并且出现低、中、高档分级。护老院是专门接待介助老人（生活行为依赖扶手、拐杖、轮椅和升降设施等帮助的老年人）安度晚年而设置的社会养老服务机构。护养院又称之为"护理养老机构"或"护理院"，是专为接收生活完全不能自理的介护老人安度晚年的社会养老服务机构。护理院是由医护人员组成的，在一定范围内为长期卧床老年患者、残疾人、临终患者、绝症晚期和其他需要医疗护理的老年患者提供基础护理、专科护理，根据医嘱进行支持治疗、姑息治疗、安宁护理，消毒隔离技术指导、社区老年保健、营养指导、心理咨询、卫生宣教和其他老年医疗护理服务的医疗机构。

（四）强化职业健康服务

1. 完善职业健康技术支撑体系

加强职业病监测评估、职业病危害工程防护、职业病诊断救治三类技术支撑机构及相关专业机构建设，建立健全职业健康防治体系。

一是提升职业病监测评估技术支撑能力。以疾病预防控制机构、职业病防治院（所、中心）为主体，完善省、市（州）、县职业病监测评估技术支撑网络。合理配置职业卫生、放射卫生、检验检测、工程技术、临床医学等相关专业技术人员。建立省级和市级职业卫生技术服务机构质量控制中心、放射卫生技术服务机构质量控制中心、职业健康检查机构质量控制管理中心、职业病诊断质量控制中心和职业病治疗质量控制中心 5 大职业病防治质控中心。推进四川省 21 个市（州）疾病预防控制中心取得职业卫生和放射卫生技术服务机构资质，鼓励县疾病预防控制中心积极取得职业卫生和放射卫生技术服务机构资质。

二是强化职业病危害工程防护技术支撑能力。构建省级、行业（领域）职业病危害工程防护技术支撑网络。提升职业病危害工程防护技术支撑能力，落实功能定位。在矿山、化工、冶金、有色、建材、核技术应用、建筑、交通运输、军工等重点行业领域，依托现有机构和资源，承担职业病危害防护工程设计、工程控制技术和装备、工程治理、个体防护等标准研究和技术研发、筛选、推广、应用。依托四川大学、西南交通大学、攀钢劳研所、省公共卫生综合医疗中心等，在成都、攀西、川南建设区域性职业健康工程防护中心，建设一批职业病危害工程防护中心。

三是提高职业病诊断救治技术支撑能力。发挥职业病专科医院、综合医院的作用，构建省、市（州）职业病诊断救治技术支撑网络，并向重点县、乡镇延伸。强化职业病国家临床重点专科建设。加快肺灌洗室、电子支气管镜室、血液透析室建设，推动"双肺大容量灌洗技术""胸腔镜治疗尘肺并发症技术"临床应用，持续提高治疗能力与水平。省、市（州）级技术支撑机构依托同级职业病防治院所（职业病专科医院）、具备职业病诊断救治条件的综合医院和负有职业诊断职责的疾病预防控制机构，承担本地区职业病诊断救治技术支撑工作。职业病救治任务重的县依托同级综合医院、职业病防治所或其他医疗卫生机构，开展职业病救治。鼓励尘肺病等职业病人数量多的乡镇，依托乡镇卫生院、社区卫生服务中心开展职业病患者康复工作。

2. 加强职业健康保护

按照"预防为主，防治结合"的工作方针，加强职业病防治工作，建立用人单位负责、行政机关监管、行业自律、职工参与的社会监督的职业病防治工作格局。

一是加强宣传教育。以《中华人民共和国职业病防治法》宣传周活动、"安康杯"竞赛活动为载体，广泛普及职业病防治法律法规和防护知识，积极传播职业健康先进理念和文化，在全社会形成支持职业健康工作、维护劳动者健康的浓厚氛围。各级监管部门加强对职业健康相关法律法规、方针政策和业务知识的学习培训，组织开展辖区内企业负责人、职业健康管理人员职业健康培训，让用人单位负责人、管理人员增强法律意识、责任意识和管理能力。各用人单位组织开展劳动者培训，让广大一线劳动者了解职业健康，树立职业健康意识，提高职业健康防护能力。

二是强化前期预防。职业病的前期预防主要从用人单位的角度入手，应当建立职业病防治管理责任制度，健全岗位责任体系，落实职业病防治责任，做到责任、投入、管理、防护、救援"五个到位"。建立健全全过程职业健康管理制度和职业健康岗位操作规程，完善职业健康档案管理工作。积极开展职业健康促进活动，采取综合措施降低或消除工作压力。依法依规履行建设项目职业病防护设施"三同时"制度。为劳动者提供整洁卫生、舒适优美和人性化的工作环境，完善便民小药箱、血压、体重等健康指标自测设施。

三是加强治疗保障。建立完善重点职业病病种监测与职业病危害因素监测和报告工作。开展职业健康风险评估，掌握重点人群和重点行业发病特点、危害程度和发病趋势，及时、准确、系统收集相关信息。以农民工尘肺病为切入点，进一步加强对劳务派遣用工单位职业病防治工作的监督管理，对参加工伤保险的尘肺病患者，依据《中华人民共和国社会保险法》和《中华人民共和国工伤保险条例》规定，确保各项工伤保险待遇按时足额保障到位；对未参加工伤保险的，按规定通过医疗保险、医疗救助等保障其合法权益。优化职业病诊断程序和服务流程，提高服务质量。加强职业健康检查和职业病诊断机构的监督检查，督促相关医疗卫生机构依法做好职业病检查、诊断、治疗和报告等工作，维护劳动者健康权益。

四是加强监督管理。贯彻《中华人民共和国职业病防治法》等法律法规，以防尘、防毒、防噪声、防辐射为重点，加强行业管理。各地卫生健康行政管理部门加快承担职业健康工作的科（处、股）室建设，充实管理人员，加强职业健康监管执法，加强省、市（州）、县（区）、乡镇（街道）等执法力量和装备（设备）建设，加大经费投入。加大用人单位监管力度，督促其落实职业病防治主体责任。以职业性尘肺病、噪声聋、化学中毒为重点，在矿山、金属冶炼、化工等职业病易发高发行业领域深入开展专项治理工作。加大对重点行业、重点企业建设项目职业病防护设施"三同时"、劳动合同签订和医疗、工伤保险缴纳情况的监督检查力度，发挥社会监督和信用管理的作用，对存在严重违法行为的用人单位推送至"信用四川"平台，予以公示。对职业病危害严重、整改后仍无法达标的用人单位，依法责令停止产生职业病危害的作业，或者依照法定程序责令停建、关闭。

（五）强化残疾人健康服务

1. 健全康复医疗服务体系

建立健全以康复医院、综合性医院康复医学科、康复医疗中心为主体，以基层医疗机构等为基础的康复医疗服务体系，提供高质量康复医疗服务。

一是增加康复医疗服务资源供给。完善省、市（州）、县三级康复医疗服务体系，省级至少建成 1 个三级甲等康复医院；常住人口超过 600 万人的市（州）至少设置 2 个二级及以上康复医院；常住人口超过 300 万人的市（州）至少设置 1 个二级及以上康复医院；常住人口超过 30 万人的县至少有 1 个县级公立医院设置康复医学科，常住人口在 30 万人以下的县至少有 1 个县级公立医院设置康复医学科门诊。推动医疗资源丰富地区的部分一级、二级医院转型为康复医院，合理增加康复医院数量。支持和引导社会力量举办规模化、连锁化的康复医疗中心。支持有条件的基层医疗卫生机构开设康复医学科（门诊），持续提升基层康复医疗专科能力。妇幼保健机构、儿童医院等应具备为妇女儿童提供康复医疗服务的能力。支持有条件的医疗机构与残疾人专业康复机构等加强合作，提高康复医疗服务水平。

二是提升康复医疗服务能力。三级综合医院康复医学科和三级康复医院重点为急危重症和疑难复杂疾病患者提供康复医疗服务，承担辖区内康复医疗学科建设、人才培训、技术支持、研究成果推广等任务，发挥引领辐射和帮扶带动作用。二级综合性医院康复医学科、二级康复医院、康复医疗中心、基层医疗机构等重点为诊断明确、病情稳定或者需要长期康复的患者提供康复医疗服务。以基层医疗机构为依托，鼓励开展社区和居家康复医疗服务。

2. 加强残疾人健康服务

一是提升残疾人康复服务质量。加强残疾人健康管理，全面推进残疾人家庭医生签约服务，为残疾人提供基本医疗、公共卫生和健康管理等方面的个性化服务。完善医疗机构无障碍设施，为残疾人就医提供便利。加强和改善残疾人医疗服务，强化残疾人服务设施和综合服务能力建设。聚焦残疾人康复需求，强化基本康复保障，继续实施残疾人精准康复服务行动，提升康复医疗、康复训练、辅助器具适配等服务质量。落实残疾儿童康复救助制度，逐步实现0~6岁视力、听力、言语、智力、肢体残疾儿童和孤独症儿童免费得到手术、辅助器具适配和康复训练等服务。加强精神障碍患者服务管理和救助工作，开展精神障碍社区康复服务。推动残疾人康复中心与综合医院、专科医院、科研院校合作，提高康复服务能力，推进康联体建设。加强康复学科建设，强化康复科学技术研究，积极发挥中医药在康复中的独特作用，推动康复服务高质量发展。

二是加强残疾预防工作。结合残疾预防日、全国爱眼日、全国爱耳日等，广泛开展残疾预防宣传教育工作，增强全社会残疾预防意识。针对先天性结构畸形等疾病，实施干预救助项目，预防和减少出生缺陷、发育障碍导致的残疾发生。推进0~6岁儿童残疾筛查，完善残疾筛查、残疾诊断、康复救助等相互衔接的工作机制。继续开展防盲治盲、防聋治聋工作。推动健全听力残疾防控体系，重点做好遗传性耳聋和先天性耳聋预防工作，加强婚前、孕前健康检查，做好产前筛查和诊断。推动建立听力残疾"早发现-早干预-早康复"的一体化服务及管理模式，大力推广新生儿听力筛查，对听力残疾儿童实施早期干预、提供全面康复教育。实施慢性病早诊早治，减少因慢性病导致的残疾。加强安全生产、消防安全和交通安全管理，减少因事故灾害、职业伤害等导致的残疾。加强老年人和儿童伤害预防，防止老年人跌倒、儿童意外伤害致残。

第三节　健康保障：福利化

一、福利化健康保障的建设背景

医疗保障是党和国家为减轻群众就医负担、增进民生福祉、维护社会稳定作出的重大制度安排，是社会保障制度的重要组成部分，也是医药卫生体制改革的重要内容，在推进健康中国战略中具有重要的制度性功能和基础性作用①。回顾医疗保障制度近 20 余年的发展，从 1998 年国务院发布《关于建立城镇职工基本医疗保险制度的决定》后，我国有了真正意义上的医疗保险制度。2020 年 3 月中共中央、国务院发布《关于深化医疗保障制度改革的意见》，我国医疗保障制度完成了从无到有、建成覆盖全民的医疗保障体系的跨越②。经过长期发展，四川省医疗保障改革向纵深推进，初步建立起了以基本医疗保险为主体，医疗救助为托底，补充医疗保险、商业健康保险、医疗互助等共同发展的多层次医疗保障制度体系（见图 7.1）。

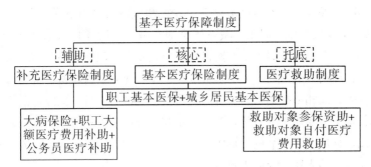

图 7.1　基本医疗保障制度体系

（一）基本医疗保险制度

1. 城镇职工基本医疗保险

覆盖范围上，城镇所有用人单位，包括企业、机关、事业单位、社会团体、民办非企业单位及其职工，都要参加城镇职工基本医疗保险。随着国家对于灵活就业人员、农民工、非公有制经济组织参保政策的明确，城镇职工基本医疗保险实际上覆盖了城镇全体从业人员。筹资方式上，基本医疗保险费由用人单位和职工共同负担，退休人员不用缴医疗保险费。用人单位缴费率控制在职工工资总额的 6% 左右，职工缴费率一般为本人工资收入的 2%。基本医疗保险基金实行社会统筹和个人账户相结合，职工个人缴纳的基本医疗保险费，全部计入个人账户。用人单位缴纳的基本医疗保险费分为两部分，一部分用于建立统筹基金，主要用于支付住院医疗费用，一部分划入个人账户，用于支付门诊医疗费用和住院医疗费用中需要由个人承担的部分。待遇支付上，城镇职

① 王东进. 全民医保在健康中国战略中的制度性功能和基础性作用（上）[J]. 中国医疗保险，2016（11）：5-8.
② 仇雨临，王昭茜. 从有到优：医疗保障制度高质量发展内涵与路径 [J]. 华中科技大学学报（社会科学版），2020，34（4）：55-62.

工基本医疗保险基金由统筹基金和个人账户构成。个人账户主要支付门诊费用、住院费用中个人自付部分以及在定点药店购药费用。统筹基金用于支付符合规定的住院医疗费用和部分门诊大病医疗费用，起付标准为当地职工年平均工资的10%（实际在5%左右），最高支付限额（封顶线）为当地职工年平均工资的6倍左右。

2. 城乡居民基本医疗保险

覆盖范围上，城乡居民基本医保的参保范围覆盖统筹区域内除职工基本医疗保险应参保人员以外的其他所有城乡居民，农民工和灵活就业人员依法参加职工基本医疗保险。参保居民不再区分农村和城镇居民，不受城乡户籍限制。截至2021年年底，城镇职工、城乡居民基本医疗保险参保人数达8 586.2万人。筹资方式上，城乡居民基本医保实行个人缴费与政府补助相结合为主的筹资方式，合理划分政府与个人的筹资责任，逐步建立个人缴费标准与城乡居民人均可支配收入相衔接的机制。待遇支付上，城镇居民基本医疗保险不建立个人账户，基金主要用于支付住院医疗费用和部分门诊大病费用。此外，为解决参保居民常见病、多发病的门诊医疗费用负担问题，开展了门诊统筹，将普通门诊医疗费用纳入医疗保险支付范围。

（二）医疗救助制度

医疗救助体系是我国多层次医疗保障体系的兜底层次，包括城市医疗救助制度和农村医疗救助制度。由政府财政提供资金，也可以吸纳社会捐助等其他来源的资金。为无力进入基本医疗保险体系以及进入后个人无力承担自付费用的城乡贫困人口提供帮助，对经基本医疗保险、城乡居民大病保险及各类补充医疗保险、商业保险报销后的个人负担费用，在年度救助限额内按不低于70%的比例给予救助。

（三）补充医疗保险制度

补充医疗保险是基本医疗保险的有力补充，是多层次医疗保障体系的重要组成部分。补充医疗保险遵循自愿原则，用人单位和个人自愿参加，是在单位和职工个人参加统一的基本医疗保险后，根据需求适当增加的医疗保险项目，以提高医疗保险保障水平。当前，大病补充医疗保险参保人在一个自然年度内符合医疗保险报销范围的医疗费用累计超过2.5万元以上至12万元以内的部分由补充保险基金报销90%。

（四）基本医疗保险医疗服务管理

医疗保险的保障功能需要通过购买医疗服务来实现，由于医疗服务存在高度专业性、资源相对垄断性等特点，医患之间信息不对称，不能实现完全、充分的市场竞争。因此，医疗保险机构必须承担控制医疗费用的责任，对医疗机构的服务行为进行有效管理和引导，目前的主要管理手段是"三个目录、两个定点、一个结算"办法，简称"三二一"。

1. 服务项目管理

基本医疗保险药品目录、诊疗项目、医疗服务设施标准，简称"3个目录"，用于明确基本医疗保险可以支付的医疗服务项目范围。参保人员在"3个目录"规定范围内发生的医疗费用，由基本医疗保险基金按规定支付。

2. 就医管理

城镇基本医疗保险实行定点医疗机构和定点药店管理。医疗保险经办机构同定点机构签订协议，明确各自的责任、权利和义务。参保人员在定点医疗机构就医发生的费用，按基本医疗保险规定支付。参保人员可以选择若干包括社区、基层医疗机构在内的定点医疗机构就医、购药，也可以持处方在若干定点药店购药。住院医疗费用由医保经办机构与定点医疗机构直接结算，个人只负担自付医疗费用。

3. 结算管理

医疗费用结算方式是指医疗保险费用拨付的方式和流向，不同的支付方式与标准会产生不同的激励机制。目前我国实行按服务项目付费、按服务单元付费、按人头付费、总额预付制、按病种付费等多种结算方式。从医疗保险结算的发展趋势看，医疗费用结算方式由单一的结算方式向复合式结算方式转变，如门诊和住院通常采取不同的结算方式；由以按服务项目付费为代表的后付制向预付制转变，越来越多的地区选择按病种付费、按人头付费等，这有助于调动医疗机构和医生主动控制医疗费用的积极性。

二、福利化医疗保障的发展方向

（一）健全与完善城乡基本医疗保障

坚持"全覆盖、保基本、多层次、可持续"的基本方针，以增强公平性、适应流动性、保证可持续性为核心，以统筹层次向上提高、管理服务向下延伸、信息系统集中统一为主要方向，加强医疗、医保、医药"三医"联动改革，加快健全覆盖全民、统筹城乡、公平统一、可持续的多层次医疗保障体系。

1. 完善基本医保筹资和待遇调整机制

坚持权利与义务对等的基本原则，厘清政府、单位、个人缴费责任，在继续加大财政投入、提高政府补助标准的同时，适当提高个人缴费比重，建立稳定可持续的多渠道筹资机制，逐步形成城乡居民医保个人缴费标准与居民收入相挂钩的动态筹资机制。健全与筹资水平相适应的基本医保待遇确定机制和调整机制。

2. 完善保障政策

分类保障城镇职工和城乡居民医疗服务，将待遇与保障挂钩，分别建账、分账核算，维护基本医疗保险制度公平性。做好门诊待遇和住院待遇的统筹衔接，完善城乡居民基本医疗保险门诊统筹。稳定基本医疗保险住院待遇，逐步提高门诊待遇。改革职工医保个人账户制度，对个人账户与统筹基金的筹资结构进行必要的调整，实行"大统筹、小账户"，逐步减少从单位缴费中划入个人账户的资金所占比重，相应提高单位缴费纳入统筹基金的比重，增强统筹基金的承受能力。

3. 推进城乡居民医保制度整合

建立统一的城乡居民基本医疗保险制度，将基本医疗保险行政和经办管理职能统一在一个部门，实现城乡居民基本医保在覆盖范围、筹资政策、保障待遇、医保目录、定点管理、基金管理方面的"六统一"，让城乡居民依法公平享有基本医疗保险。

4. 持续改进医保支付方式

推动建立医保经办机构与医疗机构以及药品生产流通企业之间的谈判机制，探索建立符合市场规律的药品价格形成机制和医疗服务价格形成机制。完善医保付费总额预算管理，全面推行按病种付费为主，按人头、按床日、总额预付等多种付费方式相结合的复合型付费方式，推进按疾病诊断相关分组付费、区域点数法总额预算和按病种分值付费改革。住院医疗服务主要按病种付费、按疾病诊断相关分组付费或按床日付费，合理确定并动态调整按病种付费标准。结合推进分级诊疗和门诊统筹，实行按人头付费，逐步推行基层首诊制，提高门诊统筹保障水平。积极开展远程诊疗和日间手术付费试点，逐步将诊疗规范明确、实施路径清晰的诊疗项目纳入医保支付范围。

5. 充分发挥基本医疗保险作用

健全和完善重特大疾病保障机制，适当提高重特大疾病报销比例，加大对重特大疾病的保障力度，为重特大疾病费用支出提供基本的保障。加快完善城乡居民大病保险体系，提高医保资金使用效率，理性控制普惠性的待遇过度提高，适当向重特大疾病待遇倾斜，切实减轻重特大疾病患者的经济负担。健全重特大疾病医疗救助制度，在做好低保对象、特困人员等医疗救助基础上，将低收入家庭的老年人、未成年人、重度残疾人、重病患者等低收入救助对象，以及因病致贫家庭重病患者纳入救助范围，充分发挥托底保障作用。

（二）大力发展商业健康保险

商业健康保险是由商业保险公司经营的，以被保险人身体为保险标的，保证被保险人在疾病或意外事故所致伤害时的直接费用或间接损失获得补偿的保险。目前全国有上百家保险公司开展商业健康保险业务，产品涵盖医疗保险、疾病保险、护理保险和失能收入损失保险。大力发展商业健康保险是完善多层次医疗保障体系的重要举措，可以调动政府、企业、个人等资源参与医疗保障体系建设，有利于形成稳定、多样化的筹资来源，降低财政压力，实现医疗保险制度的可持续发展。

1. 加大商业保险公司产品创新力度

企业和个人可以通过投保商业健康保险以及多种形式的补充医疗保险解决基本医保之外的健康保障需求，商业保险公司可以努力扩大商业健康保险覆盖面。

2. 规范商业保险机构经办服务

规范商业保险机构承办服务，加强招投标和保险合同管理，不断优化理赔服务流程，合理确定筹资标准和保障水平，明确商业保险机构承办城乡居民大病保险的结余率和盈利率控制标准。商业保险机构应当发挥专业优势，引导医疗服务需求，加强医疗费用和风险管控，帮助缓解医患信息不对称和医患矛盾等问题，有效降低不合理的医疗费用支出。

3. 提升商业健康保险水平

加强商业保险机构专业经办能力建设。商业保险机构要完善健康保险核算、精算、核保、理赔服务等制度，全面提升管理和服务水平。引导商业保险机构进一步做好参保群众就诊信息和医药费用审核、报销、结算、支付等工作，提供即时结算服务，与基本医保同步实现异地即时结算。推进服务标准化体系建设，加快构建覆盖全面、重点突出、结构合理的健康保险服务地方标准体系，加强信息安全保障。各部门也要依法依规加强监督管理。

4. 精准界定商业健康保险的市场空间[①]

一是客观认识四川省商业健康保险成长空间。首先，注重需求导向。四川省居民财富集聚有明显的年龄分布趋势，75%的财富集中在45岁~65岁年龄段，这一群体在未来15~20年将步入老年，成为健康服务消费的主力军。因此，加强对这一群体的健康需求分析，设计符合这一群体的健康保险产品，是

---

① 刘莉，郑小华，张岚，等.居民可承受商业健康保险市场空间与覆盖领域：基于四川数据的案例分析［J］.中国卫生事业管理，2021（4）：273-276.

未来商业健康保险的主要方向。其次，推动跨界融合，实施市场整合。随着大健康理念的不断推广，健康服务与其他相关服务的界线越来越模糊，这为推动跨界融合，实施市场整合提供了有利条件。因此，商业健康保险应以融合性保险产品为带动，推进保险服务与健康服务深度融合发展。例如，把医疗服务与旅游服务结合起来，推出医疗旅游产品；把养老服务和医疗服务结合起来形成医养结合服务和家庭健康服务产品。积极开发健康管理产品，与互联网企业、健康管理专业企业深度融合，构建"互联网+健康服务"新模式。

二是拓展商业健康保险承保高品质服务市场。在服务内容和形式上，商业健康保险要与基本医疗保险实现差异化发展，重点发展与个人品质相对应的特需服务。重点设计指向便利化、舒适化和品质化的服务领域。首先，便利化服务是我国医疗服务的痛点之一，主要表现就医选择的不精准、就医等候时间过长和患者关切不能得到及时响应。商业健康保险应与高端医院紧密合作，推出便利化医疗产品，为高端客户提供无障碍、零等待服务。其次积极开发舒适化服务保险产品，重点开发无痛服务、舒缓服务、心理抚慰服务为内容等服务产品，提高医疗服务的美学价值。最后，商业保险公司可开办高端医院或与高端医疗机构紧密合作，融合上述便利化服务和舒适化服务，打造以提升个人的尊严、满足个人情感需求和符合个人品位的高价值服务。

三是加快发展高新技术领域商业健康保险。商业健康保险应成为我国高新医疗技术发展的助推器，带动我国医疗技术快速发展。首先，设计单项医疗技术服务产品，面向高花费医疗技术，如肿瘤靶向治疗、质子治疗和基因治疗等推出单项技术服务险种。其次，针对高风险治疗设立医学承诺险种，鼓励建立"医患共同遵守医学规则、共同克服疾病困扰、医疗风险共担"的协作服务模式。再次，发展医学美容、抗衰老治疗等相关业务的险种，促进相关产业持续发展。最后，鼓励商业保险设立旅游医疗险、长期照护险和养老储蓄险等险种，使商业保险成为覆盖大健康领域的主要支撑，助推健康服务新业态形成。

（三）提升医疗保障的精细化管理水平

精细化管理是提高医疗保险管理水平的必由之路，也是实现医保可持续发展的前提。随着社会的发展，特别是互联网与信息技术的发展，医保管理模式也应该由传统管理向科学管理、由粗放式到精细化、由人治向法治化过渡。医保的精细化管理能有效地避免医院过度服务，更好取信于病人，取得良好的经济效益与社会效益。同时它可以规范医院医疗保险制度的运作、明确管理目标、细化管理单元、改进管理方式，确保医保管理高效、准确、到位，提升医院整体运营的效率和效益。相关专家也指出，原来的医保管理更多体现在行政管理上，随着医保制度逐步完善，现在的医保管理应向精细化管理过渡。加快精细化管理步伐，提高管理水平，将精细化管理理念运用到医保管理中，不仅可以提高医保基金的使用效率，也可以促使医院提高工作效率，从而增加病人的利益。当前许多国家采用按绩效积分付费的医保支付方式，以期在改善医疗服务质量的同时控制医疗费用。此种支付方式率先在英国应用，后被美国、澳大利亚、法国等国家效仿。这些国家利用此支付方法后，不仅提高了医保基金的使用效率，也提升了医疗服务质量。这种支付方式的优点在于，预付费方式不仅解决了后付制中医疗费用不断上涨的问题，而且避免了其他预付费支付方式中存在的医疗服务质量下降的问题；通过激励性的支付，提高了医疗机构主动控制医疗费用、提高医疗服务绩效的积极性。

由此看出，按绩效积分付费的支付方式不仅可以改善短期和长期的医疗质量，还可以有效促进医保基金的合理利用，提高资金使用效率，提升医保基金的精细化管理水平。在这种情况下，选择一套合理的评价工具来实现按绩效积分付费就显得极为重要。其中，病组分值付费方式就是一个可以实现按绩效积分付费而对医保基金进行精细化管理的工具。

第四节　健康环境：优良化

一、优良健康环境的建设背景

健康环境是人民群众健康的重要保障。与健康密切相关的环境影响因素，包括空气、水、土壤等自然环境，室内环境以及社会环境等。研究表明，全球有 24% 的疾病负担和 23% 的死亡可归因于环境因素[①]。因环境污染导致的健康损害与经济损失越发显著，如 2015 年全球归因于室内外空气污染的死亡人数为 640 万人，远高于同期艾滋病、肿瘤和疟疾死亡人数之和（300 万人），并由此导致 210 亿美元的额外医疗支出。我国因空气污染导致的人群过早死亡和健康损失仅次于吸烟、高血压和高盐食物。与环境污染相关的心血管疾病、呼吸系统疾病和恶性肿瘤等问题日益凸显。开展环境治理、环境与健康监测、调查与风险评估，推进健康城市和健康村镇建设，打造健康环境，降低环境因素对健康的影响，对于提高健康水平尤为重要。

---

① 段纪俊，曾晶，孙慧玲. 全球疾病负担的环境因素归因研究 [J]. 中国社会医学杂志，2008（5）：301-303.

二、优良健康环境的建设内容

（一）加强环境健康宣传教育

1. 开展环境与健康科普宣传

充分利用报刊、电视、广播等传统媒体和微信公众号、微博等新媒体平台，开展环境健康宣传教育，制作藏、彝语等具有四川特色的多种民族语言宣传资料。利用各类科普阵地，结合世界地球日、世界环境日、全国低碳日等，举办竞赛、论坛、讲座、展览等形式多样的主题宣传活动，普及环境健康知识。围绕公众关切的热点和焦点问题，普及环境与健康基本理念、基本知识和基本技能，引导公众科学、理性认识环境健康风险，提高风险防范意识和能力。开展居民环境健康素养监测，逐步建立健康监测长效机制。

2. 强化重点环节和场所宣传

重点开展重污染天气、极端天气等公众健康知识和健康防护宣传，指导公众科学应对极端天气，主动做好健康防护。开展交通法规宣传教育，提高公众交通安全意识。在学校、医院、车站、大型商场、电影院等人员密集场所开展防灾减灾宣传活动，普及防范各类灾害事故的知识和基本应对技能。加强学校以及游泳场所、酒店等公共场所环境健康防护宣传。

（二）开展环境健康风险监测与评估

1. 健全健康危害因素监测评估体系

以省、市、县三级疾病预防控制机构工作网络为基础，健全覆盖环境、气候多维度的健康危害因素监测、风险评估与预警干预体系。加强与群众健康密切相关的饮用水、空气、土壤等环境健康影响监测与评价，逐步建立四川省环境健康风险监测网络。拓展环境健康风险评估网络，逐步构建省、市、县三级环境健康风险评估体系。逐步建立并拓展环境健康风险预警网络，开展空气污染健康风险预警。建立5家省级区域环境危害因素风险评估中心、1家省级区域环境健康风险预警中心。

2. 开展环境健康风险监测与调查

加强空气、饮用水、室内环境、气候变化等健康危害因素监测，推进人群内暴露监测，掌握四川省环境危害因素内外暴露水平及其健康影响。持续开展四川省特征区域空气、饮用水人群健康风险评估，开展新污染物健康危害识别和风险评估，构建不同地理、气候和社会环境的健康风险数据库，掌握风险分布和流行趋势。结合污染源、污染物及可能受到潜在污染影响的敏感人群分析，绘制风险分布地图，识别高风险区域及其关键影响因素。

3. 开展环境健康风险评估

开展人群暴露监测和健康效应监测，探索开展空气、水、土壤、室内环境等健康风险评估，推动环境与健康高风险区域内项目开发健康风险评估。开展环境与健康管理、环境污染物对人群健康影响、气候变化对人群健康影响、区域环境风险调查与健康风险评估等相关科学研究，加快研究结果转化与利用。

（三）强化健康环境的干预

1. 建设促进健康的支持性环境

加强社区基础设施和生态环境建设，营造设施完备、整洁有序、美丽宜居、安全和谐的社区健康环境。设立社区健康自助检测点，配备血压计、血糖仪、腰围尺、体重计、体重指数（BMI）尺、健康膳食图等设施，以及控油限盐等健康支持工具，指导社区居民形成健康生活方式。鼓励用人单位充分考虑劳动者健康需要，为劳动者提供整洁卫生、舒适优美和人性化的工作环境，推动绿色清洁生产，严格控制尘毒危害。倡导用人单位设立"健康小屋"，设置健康指标自测设施。引导企业主动提升环保意识，落实安全生产主体责任，强化危险化学品全过程管理。建设并完善公共体育场地设施，推进城市慢跑步行绿道建设，完善城乡社区公共体育健身设施，提高各类公共体育设施开放程度和利用率，推动学校和企事业单位体育场地设施有序向社会开放，打造百姓身边"15分钟健身圈"。鼓励将全民健身路径和群众体育场地建设与健康步道、健康主题公园等健康支持性环境打造相结合，推进全民健身和全民健康生活方式的融合。

2. 强化饮用水、食品和消费品安全

实施饮用水水源环境安全保障工程，推进城市供水应急水源和备用水源建设，加强城乡饮用水基础设施建设，推进农村供水工程设施提质升级，加强对供水企业的管理，加强饮用水水质监测，保障饮水安全。加强食品安全监督管理，综合整治农兽药残、重金属污染和非法添加，完善食品安全标准体系；加强食品安全监督抽检和风险监测工作，强化食品安全科普宣传和信息发布，控制食源性疾病。加强装饰装修材料、日用化学品、儿童玩具和用品等消费品安全管理，提高产品质量标准；开展产品质量安全监督抽查并向公众发布抽查结果；探索建立相关产品风险监测站，强化产品质量风险监测，定期通报产品质量安全评价情况；加强对流通领域无证产品的执法监管；对强制性产品、有机产品、管理体系认证获证企业开展监督抽查，并探索退出机制；开展消费品召回管理规定和相关法律法规宣传，探索建立产品伤害监测体系和消费品安全事故报告制度。

3. 深入开展爱国卫生运动

大力推进卫生城镇创建，全面提升公共卫生环境设施建设和管理水平，营造整洁舒适的宜居环境。以卫生城镇创建带动人居环境质量整体提升，逐步实现省级卫生城镇全覆盖，进一步提高国家卫生城镇覆盖率。加强健康城镇建设理念宣传，提高群众知晓率和支持率，以健康社区、健康单位、健康家庭等为重点，开展健康细胞工程建设。在持续巩固创卫成果的基础上，进一步扩大健康城镇试点范围，建成一批国家级、省级健康城镇示范点，带动四川省健康城镇建设广泛深入开展。

4. 大力改善城乡人居环境

以重点场所、薄弱环节为重点，推进城乡环境卫生综合整治，健全环境卫生管理长效机制，补齐公共卫生环境短板①。推动实施乡村振兴战略，以农村垃圾、污水治理、厕所革命为重点，加强农村人居环境整治。建立行政村常态化保洁制度和"因地制宜、分类收集、村民自治、市场运作"的农村生活垃圾治理机制。制定农村污水处理排放标准和技术规范，分类实行集中与分散相结合的污水处理方式，探索适合农村特点的污水处理运行维护模式。开展农村用无害化卫生厕所建设和旱厕改造，统筹农村公共厕所建设，加强厕所粪污无害化治理。健全病媒生物监测网络，加强病媒生物监测，积极开展以环境治理为主、药物防制为辅的病媒生物防制工作，消除病媒生物滋生环境。

（四）实施生态保护和环境污染防治

1. 深化大气污染治理

坚持源头治理、综合施策，深化工业源、移动源和面源治理，深化多污染物协同控制和区域协同治理②。实施钢铁、水泥、火电、焦化及燃煤工业锅炉超低排放改造，推进平板玻璃、陶瓷、有色金属等重点行业深度治理，深化工业炉窑大气污染治理，实施工业挥发性有机物（VOCs）整治。以石化、化工等行业为重点，推进设施设备提标升级改造。推进机动车、船舶及油品标准升级，推动新能源汽车发展，加大新能源汽车在城市公交、出租汽车、城市配送等领域应用。实施大中城市机动车管控，加快淘汰污染严重的老旧车辆。开展港口油气回收治理、干散货码头粉尘治理、装卸载扬尘等专项治理。加强城市

---

① 国务院. 关于深入开展爱国卫生运动的意见［EB/OL］.（2020-11-14）［2022-01-31］. http://www.gov.cn/zhengce/content/2020-11/27/content_5565387.htm.

② 四川省人民政府. 关于印发《四川省"十四五"生态环境保护规划》的通知［EB/OL］.（2022-01-12）［2022-03-21］. https://www.sc.gov.cn/10462/zfwjts/2022/1/17/516b4a42e34043c5b6c2b5ff6f3716a4.shtml.

工地和道路扬尘治理，加强铁路、公路、港口等货物运输管理。加强居民家庭油烟排放环保宣传，推广使用高效净化型家用抽油烟机。实施秸秆焚烧常态化管控，建立全覆盖网格化监管体系，提高秸秆焚烧火点监测精准度。以成都平原、川南、川东北为重点区域，加强大气污染联防联控。

2. 深化水污染治理

坚持污染排放和生态扩容共同发力，统筹水资源利用、水环境治理和水生态保护，不断提升水环境质量。推进工业企业污水处理建设提标升级，重点开展电子、化工、酿造等行业废水专项整治。开展污水集中处理设施升级改造，完善管网配套，实现雨污分流。加强污泥处理处置，基本实现污泥处置的稳定化、无害化和资源化。统筹推进农业面源污染治理，强化畜禽养殖污染防治。统筹实施农村黑臭水体及水系综合整治，采取控源截污、垃圾清理、清淤疏浚、生态修复、湿地净化等措施，有序推进农村黑臭水体治理。实施未稳定达标饮用水水源专项整治，开展农村集中式饮用水水源地达标建设。提升饮用水水源地水质监测和预警能力，定期开展水源监测和环境状况调查评估。加强地下水污染防治。

3. 深化土壤污染治理

切实推进净土减废行动，加强土壤污染源头防控，深化土壤风险防控，强化重金属污染防治，加大固体废弃物分类处置力度，保持土壤环境总体稳定。推进土壤污染源头防控，推进耕地土壤污染成因分析，明确主要污染来源，实施污染源整治。全面开展土壤污染详查，以攀西、川南和川东北等区域为重点推进补充调查，摸清四川省土壤污染区域、分布、类型和污染程度。坚持最严格的耕地保护制度，加大优先保护类耕地力度，加强管控类耕地监管，持续推进受污染农用地安全利用。持续推进重金属污染防治，加强涉重金属企业监管，持续减少重金属污染物排放。积极推进生活垃圾分类管控，推进生活垃圾中有害垃圾收集与处置，强化餐厨垃圾资源化利用。

4. 促进公共安全环境建设

加强城市公共安全基础设施建设，提高安全和应急设施标准要求，增强抵御事故风险的能力。加强交通基础设施建设，实施交通安全生命防护工程，优化城市路网和交通组织，科学规范设置道路交通安全设施，完善行人过街安全设施。加强交通基础设施安全隐患排查治理，提升交通运输基础设施安全能力，减少交通事故伤害发生。加强安全风险管控和应急救援能力建设，定期对企业、医院、学校、大型商场、文体娱乐场等场所落实安全生产主体责任情况进行监督检查，定期开展抗震救灾、泥石流等灾害及突发环境事件应急演练，提升人员密集场所防灾救灾及应对突发事件的能力。加强各类专业化应急救援基地和队伍建设，重点加强危险化学品相对集中区域的应急救援能力建设，鼓励和支持有条件的社会救援力量参与应急救援。健全应急物资储备、调用和维护等机制。加强突发事件卫生应急能力，提高早期预防、及时发现、快速反应和有效处置能力。

第五节　健康产业：全球化

一、发展健康产业的现实背景

健康产业是经济社会发展到一定阶段的产物，国内外迄今没有对健康产业做出过权威的界定。一般来讲，健康产业是指直接或间接为人的健康提供相关产品和服务的各类社会经济活动的集合。从健康消费需求和服务提供模式角度出发，健康产业可分为健康服务业和健康支撑产业两大类，进一步可划分为四大基本产业群体，即以医疗服务机构为主体的医疗产业，以药品、医疗器械以及其他医疗耗材产销为主体的医药产业，以保健食品、健康产品产销为主体的保健品产业，以个性化健康检测评估、咨询服务、调理康复和保障促进等为主体的健康管理服务产业。

四川省健康产业发展基础坚实牢固，中药材资源丰富，是全国重要的中药材主产区之一，资源蕴藏量全国第一、常用重点药材品种数全国第一、道地和大宗药材品种数量全国第一。健康制造业实现聚集发展，以德阳医药产业园区、资阳中国牙谷为代表的医疗器械、医疗耗材生产制造工业园区发展迅速。社会力量办医能力明显增强，医疗技术、服务品质、品牌美誉度有所提高，四川省共有各类民营医院1 797个，占四川省医院总数的72.43%，民营医院数量居全国之首。但同时，四川省健康产业发展仍面临诸多制约和亟待解决的问题。一是需要妥善处理健康产业和健康事业发展关系。健康产业覆盖面广、产业构成复杂、涉及部门和主体众多，想要大力发展健康产业，就必须科学界定、清晰把握健康产业的范围与边界，处理好健康产业与健康事业发展的关系。二是需要加快补全产业链发展薄弱环节。健康产业项目数量偏少、种类单一，且健康产品、服务和宣传等方面同质化现象较为突出，难以满足多层次、多样化的健康需求。同时，四川尚未建立严格而系统的质量安全、技术评定等细分行业规章制度，导致产品与服务质量参差不齐，影响四川省健康产业规范发展。三是产业发展质量尚须进一步提高。目前四川健康产业集中于普通医疗服务、医药制造业、健康旅游业、中低端健康养生业等领域，面向社会中低收入阶层的健康养老、健康管理以及商业健康保险等发展尚处于起步阶段，这导致四川省健康产业发展不协调、供需不平衡，重复性建设现象较为严重。高端健康养老业、高端医疗服务业、特色中医服务业、体医结合等领域发展相对滞后，高端医药研发制造力量不足，医养结合覆盖面依然较窄。优质医疗卫生服务的专业人才缺口巨大，难以满足社会和市场高层次的健康需求。

二、发展健康产业的战略定位

四川省需要打造西部地区高质量发展的生动典范，成为全国一流的医疗卫生服务中心、全国重要的中药材生产基地、全国医药产业高质量发展示范区、国际健康产业融合发展示范区。

（一）全国一流的医疗卫生服务中心

四川省需要以四川大学华西医院、四川省人民医院、四川省肿瘤医院、四川大学华西附二院、四川大学华西口腔医院、四川省骨科医院、成都中医药大学附属医院（四川省中医院）、西南医科大学附属医院、川北医学院附属医院等重点医疗机构为支撑，加快重点学科建设，进一步提升医疗技术能力，提高公共卫生及应急、妇幼医疗服务水平，建成服务西南、辐射西部、影响全国的一流医疗卫生服务中心。

（二）全国重要中药材生产基地

四川省要充分发挥中药材资源优势，推广绿色生态栽培，促进产销衔接，掌握行业话语权，切实提升川字号中药材品质，高标准建设一批中药材现代农业园区，带动建设一批规范化中药材生产基地，选育一批质量稳定的新品种，集成推广一批优质绿色高效生产技术，培育一批中药材产业化重点龙头企业，打造一批有竞争力的川产道地药材品牌，推动建设一批原料加工基地。

（三）全国医药产业高质量发展示范区

四川省要充分调动中央和地方机构积极性，依托四川大学、成都中医药大学、西南医科大学、川北医学院、电子科技大学、西南交通大学以及输血研究所、中国生物成都公司等机构的研发创新优势，加强技术力量整合，探索成立医药研发联盟，构建形成集研发、生产、外包服务、医药物流、医疗服务于一体的较为完整的产业链条，打造国内医药产业高质量发展的示范区，使科技创新和成果转移转化能力达到全国领先水平，形成具有较大影响力的健康产业创新中心。

（四）国际健康产业融合发展先行区

四川省要充分发挥医疗资源、康养资源、文旅资源、生态旅游资源优势，依托互联网技术，推动四川省健康产业融合发展；加快中西医、体医等多领域融合发展，探索跨区域融合发展新模式；打响成都国际医美消费城市、攀西国际阳光康养旅游目的地、大巴山森林生态康养等特色品牌，打造在全国范围内具有引领示范功能的健康服务业融合发展高地；在全国率先建成功能完善、投入多元、覆盖城乡的医疗服务体系、养老服务体系和托育服务体系；使健康农业、医药制造、医疗服务等行业发展水平在全国领先，形成一批具有较强竞争力的领军企业、知名品牌和关键技术。

三、发展健康产业的功能布局

四川省要根据产业集聚、错位协同、均衡发展的原则，考虑现有健康产业布局情况，结合成渝地区双城经济圈建设、交通干线、主要医疗机构、产业园区、中药材资源分布情况，强化核心引领、多点支撑、区域协同，整体构筑健康产业发展格局，带动四川省健康产业高质量发展。

（一）做强"主干"核心增长极

四川省需要充分发挥成都都市圈核心功能以及成都市极核丰富医疗卫生资源优势，聚焦生物医药、医疗健康、医药商贸等重点领域，加快构建优势突出、融合互促、发展强劲、具有国际竞争力的医药健康产业生态圈，引领四川省健康产业发展。成都重点支持重大新药创制、细胞产业等前沿生物医学技术、生物医学材料和医疗器械创新、小分子药创制、现代中药研发、运动康复服务等发展；支持中药材产业发展，加快健康医疗大数据中心、高水平临床医疗专科等方面的建设；着力建设成都生物医药产业及国家级战略性新兴产业集群、中日成都服务业示范区；建成"专业园区+综保区+国际空铁"的专业化口岸，健全医药冷链物流体系等，打造全球知名的生物医药创新创造中心、面向"一带一路"医疗健康服务首选地和国际医药供应链枢纽城市。德阳重点推动医药制造业、健康食品工业、医疗服务、康养旅游、中药材、中医药等产业的发展，建设全国重要的医药制造基地、中医药基地和健康养老服务业创新发展示范区。眉山依托生态资源、长寿文化以及"西部药谷"建设，打造中国西部生物医药健康名城和医疗康养基地。资阳重点发展现代医药、中成药、生物制剂、医疗器械和保健药（食）品等产业，打造中国"牙谷"、国家基药生产示范基地、四川省医疗器械生产基地、中成药及化学药品生产基地。

（二）推进"多点"竞相发展

四川省需要推动环成都、川南、川东北、攀西、川西北健康产业高质量发展，加快泸州、南充两个健康产业区域副中心建设，按照差异化发展要求，立足资源禀赋、产业基础、区位优势，打造各具特色、竞相发展的产业集群，形成四川健康产业发展多点支撑的局面。

泸州（健康产业副中心）重点发展健康服务、医疗器械制造、化学制药、中药材、中医药、生物细胞等产业，建设四川省重要的健康服务和医药产业基地。南充（健康产业副中心）重点发展医疗卫生服务、化学新药、现代中药和生物农业，支持中药材产业发展，培育壮大医药制造产业发展集群。

环成都经济圈要加强与成都市的分工协作，突出健康产业的跨界融合，建设四川省健康产业发展的重要支撑。绵阳重点发展中医药、健康服务、大熊猫生态旅游、生态康养旅游等产业，打造中国重要的中医药产业基地、中国核医学中心、健康养老目的地、国际著名大熊猫生态旅游目的地、国内著名森林康养胜地。乐山重点发展康养旅游、中药材、中医药、化学制药等产业，打造国内著名的康养旅游目的地、品种资源保护地、四川道地中药材生产基地。遂宁重点发展健康服务、中药材、中医药等产业，建设健康服务业发展示范市。雅安重点发展生态康养、森林康养、旅游康养产业，支持中药材产业发展，推动"中药材产业+旅游"发展，建设川西特色中医区域中心、川西医养中心、四川西部高端健康医养目的地。

川南片区要发挥医疗科研资源丰富、产业基础坚实等方面的优势，加快建设川南区域医疗中心，建成四川省重要的医疗服务基地和医药产业基地。宜宾重点发展健康食品、健康服务、化学原料药、中药材、现代中药制剂、医疗器械等产业，建设四川省重要的健康食品基地和休闲康养基地、川南现代医药产业基地、四川省医药卫生应急产业基地和储备中心。内江重点发展中药材、中医药、健康养老、健康食品等产业，加快中医药产业园区建设，打造"中国曲剂之乡"，形成现代中医药产业集群。自贡重点发展健康服务业、健康养老、生物医药与化学制药、医疗器械、健康食品、中药材、中医药等产业，打造四川省重要的康疗养生养老基地。

川东北片区要发挥其医学科研、医疗服务、中医药、森林康养等方面优势，打造四川省重要的医疗服务基地、中医药基地和具有全国影响力的生态康养旅游服务基地。达州重点发展中药材、中医药产业，促进生物医药产业与康养体验、培训教育等一体化发展，打造秦巴地区中医药研发中心。广安重点发展医疗器材、现代中药制剂、医药中间体、中药材、绿色健康食品、健康养老等产业，推进中医药产业园、道地药材基地建设，建设西部重点医药基地，打造川东渝北核心生态康养区。巴中重点发展中药材、中医药、健康食品产业，建设健康产业新兴基地。广元重点发展中药材、中医药、健康服务、健康食品等产业，建设中国生态康养旅游名市。

攀西片区要依托得天独厚的气候、光热和生态资源优势，重点发展康养旅游、健康农业等产业，建设健康农业先行示范区和国际阳光康养旅游目的地。攀枝花持续推进"康养+农业、工业、医疗、旅游、运动"等健康产业深度融合，加快建设中国阳光康养产业示范区。凉山重点发展中药材、健康养老、健康农业等产业，打造安宁河流域阳光休闲度假旅游带，建设生态康养旅游目的地。

川西北生态示范区要以成兰铁路、川藏铁路建设改善交通区位条件为契机，依托生态优势，加快发展健康农业、藏医药等产业，建设生态健康产业基地。阿坝重点推进民族医药与健康服务产业融合，支持中药材产业发展，建设和发展健康养生旅游基地、高山运动度假基地和藏羌医药健康体验基地。甘孜重点发展中药材产业和中藏医药产业，建设中藏医药产业基地，促进中藏医药与旅游、康养休闲产业融合发展，打造健康体育赛事品牌。

四、发展健康产业的主要方向

（一）发展多样化医疗服务

在保障基本医疗卫生服务需求的基础上，进一步满足人民群众对多层次、多样化、高质量健康服务的需求，加快建立具有四川特色、覆盖全生命周期、内涵丰富、结构合理的健康服务业体系，打造一批全国知名品牌和协同发展的健康服务产业集群。

1. 支持优质社会办医机制扩容

进一步发挥社会办医机制灵活、贴近群众的优势，支持社会力量举办全科医疗、专科医疗、中医药、第三方医技服务、康复护理、安宁疗护等机构。推动社会办医在专科设置、发展形态上与公立医院功能互补，大力发展眼科、妇产、儿科、老年、口腔、肿瘤、骨科、精神、医疗美容等专科以及中医、康复、护理、体检等专业领域，支持社会力量提供多层次、多样化、全病程医疗服务。大力支持符合条件的高水平民营医院跨区域办医，实现品牌化、集团化发展。加快实现社会办医和公立医疗机构在市场准入、社会保险定点等方面的同等对待，逐步放开大型设备配置规划限制。开展诊所改革试点，鼓励医师全职或兼职开办诊所。规范社会办医机构级别类别管理及依法执业监管，深化民营医疗机构评审工作。

2. 拓展专业医疗健康服务

充分发挥四川省医疗机构在特色专科方面的优势，加强特色专科医疗技术与服务项目的开发和引进，加快建设慢性病、老年病、传染病、精神病、职业病等高水平专科医院，积极拓展整形医学、康复医学、运动医学、医学美容、高端临床体检等服务。推动发展专业、规范的护理服务，加大政策支持力度，加强培训考核，建立稳定发展护理人员队伍的长效机制。鼓励发展康复护理、老年护理、家庭护理等适应不同人群需要的护理服务，提高规范化服务水平。

3. 有序发展前沿医疗服务

紧盯"精准诊疗""智慧医疗"发展趋势，加强研发生产与医疗机构应用需求对接，大力发展精准医疗、干细胞治疗与再生医学等新兴产业，重点发展"互联网+医疗健康"、医疗旅游、医学检验、医学影像、病理诊断、血液透析、消毒供应、安宁疗护、健康体检等新型业态，大力推进大数据、穿戴设备、云计算、物联网、5G等数字技术、人工智能与健康服务业融合发展。

（二）培育健康服务新业态

1. 加快发展健康养老服务

一是提升健康养老服务水平。推进健康养老向农村、社区、家庭下沉，推进家庭医生签约服务优先覆盖老年人，建立村医参与健康养老服务的激励机制。重点提高长期照护服务能力，通过适当的医院转型、养老机构提升能力和引导社会力量投入，增加具备长期照护能力的康复、护理和养老机构数量，提高长期照护人员和床位的占比。开展家庭照护者的技能培训服务，增强家庭长期照护能力。试点和推广长期护理保险，完善长期照护等级认定标准、项目内涵、服务标准、质量评价等行业规范和体制机制。推动中医医师到养老机构提供中医保健咨询和调理等服务。

二是加快推进医养融合发展。推进医疗卫生资源进入养老机构、社区和居民家庭，推动建设一批医养结合机构，引导一批二级及以下医疗卫生机构转型为康复医院、老年医院、护理院等接续性医疗机构，推动将撤乡并镇后的非建制乡镇卫生院改建为医养结合机构，支持乡镇卫生院、养老院"两院一体"发展。鼓励医疗卫生机构提供老年人慢性病管理和康复护理服务，支持二级以上医院开设老年医学科，增加老年医疗床位数量，推动有条件的医院设立老年康复区，鼓励基层医疗卫生机构根据服务需求增设老年康复、护理、安宁疗护病床，提高老年人医疗卫生服务的可及性。建立健全医疗机构与养老机构协作机制，支持医疗机构与养老机构通过合作共建、对口支援、协议托管等形式开展合作，畅通养老机构和医疗机构间双向转介"绿色通道"，开展面向养老机构的远程医疗服务试点。支持社会力量参与开设医养结合等机构，并鼓励其向规模化、集团化方向发展。

三是发展多样化健康养老服务。围绕医疗保健、康复护理、体育健身、文化旅游等多元化需求，引导社会力量提供个性化、特色化健康养老服务。因地制宜打造一批健康养老服务特色示范点或示范区，发展"候鸟式""度假式""生态休闲式"等多种健康养老模式，重点发展以度假型养老、疗养康复、森林康养、抗衰老等为主题的精品健康养老旅游。大力开发中高端养老市场，积极引进国外先进的管理模式和服务理念，满足人们医疗保健、康复护理、体育健身、文化旅游等多元化需求。鼓励房地产企业与养老机构和医疗机构合作，建设一批中高端养老机构和大型养老健康综合体，逐步推进有条件的区域或城市养老服务由保障型向品质型转变。

四是扩大养老服务消费市场。丰富养老服务和产品供给，在满足老年人基本服务需求基础上，鼓励相关行业拓展适合老年人的文化娱乐、体育健身、休闲旅游、健康服务、精神慰藉、法律服务、信息服务等活动，提高残障老年人专业化服务水平。支持企业开发康复辅具、食品药品、服装服饰等老年产品，引导商业机构设立老年用品专区，完善无障碍设施，促进老年用品市场发展。构建养老服务支持平台，鼓励和支持社会力量投资参与，健全城乡老年人生活状况跟踪监测系统，逐步实现对老年人信息的动态管理。保障老年消费者权益，营造安全、便利、诚信的消费环境，加大老年消费品市场监管力度，依法严惩虚假宣传、制售假冒伪劣产品的违法行为。

2. 推动发展健康养生服务

一是全面完善健康养生体系。依托丰富的旅游资源和富有特色自然生态优势，积极发展季节性康养、特色养生、休闲度假养老等多样化康养产业，重点发展疾病治疗、中医养生、温泉疗养、膳食疗养、阳光康养、乡村旅游、森林康养、文化康养等康养与旅游系列产品。优化健康养生产业空间布局，构建以成都为极核，由德阳、绵阳、乐山、眉山、遂宁、雅安共同组成的健康旅游高端创新发展核，由泸州、内江、自贡、宜宾组成的川南健康旅游发展区，以大巴山脉为主体的秦巴生态森林康养中医药健康服务业发展区，以安宁河谷为主体的攀西阳光康养中医药健康服务业发展区，以藏羌地区为主体的川西民族特色康养民族医药区康服务业发展带。

二是深入推动体医融合。围绕慢性病预防、运动康复、健康促进等，推广体医结合服务，支持开办以科学健身为核心的体医结合健康管理机构。广泛发展健身跑、骑行、广场舞等群众参与度高和有发展空间的项目，推广太极拳、健身气功等传统运动，丰富和发展中医体医结合服务。积极构建全民健身服务体系，加快建设体育公园、全民健身中心、社会足球场、健身步道、户外运动营地等全民健身场所，打造全民健身活动品牌。鼓励发展多样化体育健身俱乐部和体育健身组织，开展运动健身、咨询培训、体质测定等服务。以成都体育学院为依托，加快建立、完善和应用运动处方库。

三是大力促进林医融合。推进实施"森林康养+"行动，开发森林浴、森林康复、森林温泉、森林音乐疗养、森林茶疗、森林食疗等系列产品，完善森林康养步道、导引系统等服务设施，兴办保健养生、康复疗养、健康养老等森林康养服务，利用森林康养节会、森林康养月和生态康养日宣传以提升公众森林康养科普水平。以成都平原、盆周山地、西南山地为重点，构建类型丰富、风景优美、生态优良、功能多元的森林康养林综合景观体系、森林康养步道体系，建设一批森林浴场、森林氧吧、森林康复中心、森林疗养场馆、森林自然学校，增加森林康养产品与服务供给，着力建设大峨眉、大贡嘎、大秦巴、大乌蒙、大龙门、大华蓥和攀西阳光等森林康养促进健康示范区，努力把四川建成全国著名的森林康养目的地。

四是示范发展健康旅游业。依托"天府旅游名县"创建，加快健康旅游示范基地建设，打造一批以体检、疾病治疗为主的实体型高端医疗园区。推进国家中医药健康旅游示范区（基地）建设；结合区域医疗资源，开发和推介一批体验性强、参与度广的中医药、康复疗养、休闲养生等健康旅游路线和产品，打造特色医疗、慢性病防治、疗养康复、美容保健、中医药养生、中医药疗养康复等健康旅游品牌。鼓励有条件的医疗机构在风景旅游区设置连锁门诊部，开展医疗与养生保健服务。

3. 创新发展健康保险服务

一是增加新型健康保险供给。大力发展幼儿保险、儿童医疗保险等，完善社会化育儿体系。鼓励开发重大疾病保险、特定疾病保险等与基本医保相衔接的商业健康保险产品。引导健康保险公司开发覆盖特需医疗、前沿医疗技术、创新药、高端医疗器械应用以及疾病风险评估、疾病预防、运动健身等干预性服务的医疗险产品。制定进一步支持商业长期护理保险和照护服务发展的政策，鼓励开发长期护理保险、失能收入损失保险等与健康管理、运动健身、养老服务相关的保险产品。加快建立适用于多机构执业的医生执业责任险产品准入制度，鼓励医生、医师协会等参与医生执业责任险产品开发。

二是促进健康保险与健康服务融合。支持健康保险公司开展管理式医疗试点，建立覆盖健康保险、健康管理、医疗服务、长期照护等服务链条的健康管理组织，推动服务模式变革，促进个人落实健康责任，提高保险资金使用效率，提高对医疗费用的管控约束能力。搭建高水平公立医院及其特需医疗部分与健康保险公司的对接平台，促进医院与保险机构的定点合作。支持健康保险公司开展基于互联网的保险服务，发展健康数据管理业务，提高精细化管理能力。

三是促进健康金融有序发展。鼓励银行、证券公司、信托公司参与四川省健康金融市场的建设，逐步拓宽健康金融发展领域。探索设立健康产业基金，投资引导健康企业发展。推动健康金融衍生品发展，支持符合条件的健康产业企业股权融资、同业并购和发行债务融资工具。鼓励金融租赁公司办理相关医疗设备的金融租赁业务，提供医疗设备租赁优惠金融服务。鼓励金融机构进行健康产品和服务出口业务、健康产业企业跨境并购，并按市场化原则给予其支持。

4. 支持发展多元健康服务

一是优先发展优质健康管理。将家庭医生签约服务作为普及健康管理的重要抓手，增加规范化的健康管理供给，重点增加健康体检、健康风险评估、健康咨询和健康干预服务，完善政府购买服务和考核评价机制。加强家庭医生签约服务智能化、信息化平台建设与应用，全面对接居民电子健康档案、电子病历，逐步融入更广泛的健康数据。在提供基本服务包的基础上，根据群众健康管理需求和承担能力，鼓励社会力量提供差异化、定制化的健康管理服务包，探索将商业健康保险作为筹资或合作渠道的模式。积极开展全科医生服务模式和激励机制改革试点，探索面向居民家庭的签约服务。

二是积极发展健康体检咨询。鼓励公立医院建设专业化、规模化的健康体检机构。鼓励社会资本开办健康管理咨询和体检机构，开展健康咨询、慢性病管理、疾病预防等个性化健康服务，引导体检机构提高服务水平，支持体检机构向健康管理机构转变。

三是大力发展医疗医学美容。抓住消费升级机遇，瞄准产业发展趋势，以成都建设"医美之都"为重点，突出发展医疗医学美容服务业。重点发展外科美容、皮肤美容和牙齿美容，积极培育中医美容，加快引进培育一批知名医疗美容机构（企业），提升行业服务水平和影响力，完善四川省医疗美容服务体系。加强品牌宣传推广，积极打造高端化、国际化、可信赖的医疗美容品牌，不断扩大医疗美容消费群体。支持举办国际性、全国性医疗美容行业会议、论坛、展会、选秀、选美等活动，提升医疗美容产业影响力。

四是促进发展心理健康服务。加大对公立心理卫生机构扶持力度，开展心理健康促进工作，支持有条件的社区、企事业单位建立心理健康辅导站。推进心理健康服务行业规范发展，鼓励开办心理治疗诊所及门诊部和精神障碍社区康复机构。鼓励社会资本规范提供心理咨询、治疗和精神障碍康复等心理健康服务。加快培养专业的心理咨询、干预和辅导人才。支持相关市州开展全国心理服务体系建设试点。

五是加快发展医疗流通服务。规范药品采购制度，完善以国家基本药物制度为基础的药品供应保障体系。构建现代药品流通体系，鼓励并引导药品零售企业实行连锁经营，建立统一的质量管理体系，在计算机系统、采购配送、票据管理、财务管理、药学服务等方面统一管理。采用新型零售经营方式，打造一批专业药房、中医（国医）馆等。加快发展医药电商，推动一批药品流通企业开展基于互联网的服务创新，提供"网订店取""网订店送"等便捷服务。推动流通企业标准化管理，培育现代医药供应商，鼓励药品流通企业建设现代物流体系，实现转型升级发展。

（三）加快发展健康制造业

加快提升四川省健康制造业整体实力，促进四川省健康制造业产业规模明显提高，创新能力显著增强，国家级创新平台、省级创新平台数量明显增加。推动优势领域保持领先，打造全国医药产业高质量发展示范区。

1. 打造全国领先的医药产业体系

一是推动现代生物技术药品创新发展。巩固提升优势领域重点品种，做大人血白蛋白、静注人免疫球蛋白、康柏西普等重点产品，重点培育凝血Ⅷ因子、乙脑减毒活疫苗等生物药物拳头产品。加快研发重磅新品，引导企业开展大规模细胞培养及纯化、抗体偶联、无血清无蛋白培养基培养等生物技术研发及工程化，推动新型抗体、抗体药物偶联物（ADC）、蛋白及多肽、基因治疗、细胞免疫治疗等生物药研发，重点推动注射用重组抗血管内皮细胞生长因子受体抗体、注射用重组抗表皮细胞生长因子受体抗体等产品开发，加快手足口病疫苗、新型脊髓灰质炎疫苗、宫颈癌疫苗等急需品种及新型佐剂创制。加强基础理论和前沿技术研究，重点支持血浆综合利用技术、干细胞治疗技术等研发攻关项目，大力发展基因编辑、纳米技术、合成生物学、新型人源化动物模型、组织/器官芯片、表观遗传学等前沿生物医学技术。加快生物诊断试剂发展，重点推进临床生化试剂、免疫诊断试剂、分子影像诊断试剂、高通量生物芯片等产品的研发与产业化。

二是大力推动化学制药做优做强。把握市场潜力打造优势品种，做大体液平衡用、营养用、血容量扩张用、治疗用大输液和透析液以及造影类药物等市场潜力巨大的创新类慢病药物。加大创新药物开发力度，推动抗肿瘤和免疫调节剂、全身用抗感染药物、心血管系统药物、消化系统及代谢药物、血液和造血系统药物、神经系统药物、罕见病治疗创新药研制；瞄准市场潜力大、临床急需的国外专利到期药品，积极开发制造"首仿药"，推动具有自主知识产权的创新剂型（脂质体、纳米粒、微晶、微球等）、新型给药系统（NDDS）开发及产业化。加快突破关键技术，重点推动活性化合物高效合成、手性药物合成与拆分、药物晶型研究等关键技术，发展抗肿瘤、心脑血管疾病、糖尿病、神经退行性疾病、精神性疾病、高发性免疫疾病等领域创新药物研制。

2. 做精做强医疗器械和材料制造

一是加快医疗器械规模与优势双提升。依托优势企业和产品，打响医疗器械"四川品牌"，大力扩大超导磁共振成像设备、医用直线加速器、低温等离子体手术系统、血浆采集与处理系统、血液透析系统（人工肾）、心脏三维标测系统、穿戴式远程心电监测与分析系统等一批创新医疗器械产业化规模，重点推动血管介入相关导管、导丝、球囊、支架和心脏起搏器、心脏复律除颤器、起搏导线以及体外循环及血液净化相关透析管路、滤器、分离器等产品质量提升。加快创新产品研发，推动电子计算机断层扫描系统、彩色超声诊断、图像引导放射治疗、重离子肿瘤治疗、医用机器人、健康监测、远程医疗等高性能诊疗设备研制，发展全自动生化分析仪、化学发光免疫分析仪、高通量基因测序仪、五分类血细胞分析仪等体外诊断设备和配套试剂产业。进一步加大康复器具产业投入力度，将配备康复辅助器具产品纳入养老服务设施建设扶持政策，培育发展仿生假肢等康复辅助器具中高端产品产业，鼓励高校、科研院所研究人员以技术入股方式，投入康复辅具生产。

二是加快发展高端医疗材料。依托国家生物医学材料工程技术研究中心，加快建设医疗器械监管科学研究基地，推动生物三维（3D）打印技术、数据芯片等新技术在高端植（介）入产品中的应用，重点开发可诱导组织再生生物材料、可降解生物材料、体内植入材料、表面改性及生物功能化修饰技术、生物材料纳米制备技术等。发展生物活性涂层、牙种植体、心脏瓣膜、心脏起搏器、全降解血管支架、人工关节和脊柱、人工耳蜗、血液透析等技术及产品，支持新型生物医用材料及高端耗材、新型血管支架、组织工程瓣膜、组织功能修复材料、神经修复材料、骨科材料、血液净化材料及设备等重大新产品研发及产业化。依托四川大学华西口腔医院和国家重点实验室，发展以牙种植体为核心的医用口腔材料产业，支持资阳建设中国"牙谷"，加快发展高端药用包装材料。

三是积极发展智能健康设备。支持医疗设备、电子信息、互联网等跨领域、跨行业龙头企业深度合作，开发深度融合的原创性智能医疗和健康设备。

推动传统医疗装备融合升级，着力提升 CT、MR 传统医疗器械智能化水平和诊断性能，支持发展"3D 打印+医疗健康"新形态产品。大力开展脑科学及人机交互研究，推动神经科学、人工智能、大数据、物联网、生物信息等技术在医疗器械领域的融合发展，加强脑机接口、生肌电控、影像诊断、移动医疗、可穿戴设备、家庭医疗监测设备等研制，积极开发基于虚拟现实（VR）、增强现实（AR）技术的临床辅助、康复训练设备，打造全国知名的医疗人工智能聚集区。

3. 大力发展体育器材制造

一是积极发展体育健康器材制造。着力推动军民两用技术在健身休闲业的双向转化和产业化，重点发展航空运动器材、健身休闲智能装备制造，鼓励成都国家体育产业基地开展体育用品研发设计，支持绵阳、德阳等地发展高端体育器材、山地户外用品制造。加强培育细分行业龙头企业，着力提升专项运动器材及配件、以健身为目的的球类、运动防护用具、公共健身设施、武术散打器械和用品、运动枪械及其用弹制造等产业规模。大力承接和引进国内外优质的运动设备制造企业，逐步布局产业链中高端门类，打造"四川造"品牌。加快体育器材制造产业融合发展，鼓励健身休闲器材装备制造企业向服务业延伸发展，拓展产业边界。

二是积极发展功能性食品制造。改善健康食品供给结构，加快发展婴幼儿配方食品、老年食品和满足特定人群需求的功能性食品，开展面向全国的应用示范。支持发展养生保健食品，鼓励本土优势企业研究开发功能性蛋白、功能性膳食纤维、功能性糖原、功能性油脂、益生菌类、生物活性肽等保健和健康食品。进一步健全功能性食品标准体系，开展重点品种和领域的标准制（修）订，推动功能性食品标准与国际标准接轨。

（四）积极发展中医药产业

遵循中医药发展规律，完善符合中医药发展特点的管理体制和政策机制，坚持兴医兴药并举，推进传承创新，发挥中医药特色服务作用，拓展中医药服务新领域、新业态，推动四川省由中医药大省向中医药强省转变。

1. 提升中药材种养殖规模与品质

一是合理规划中药材种养殖区划。按照中药材产地适应性原则，结合当前四川省药材道地产区和大宗药材传统产区分布特点，加快构建成都平原及川中丘陵、盆周山区、川西北高原及高山峡谷、攀西地区及川南三地中药材产区，根据各地气候、土壤等条件以及中药材市场价值，进一步明确各产区重点种植品种，稳步增加种植面积，提高道地药材产量。

二是推进中药材标准化、规模化种养殖。重点推进以杜仲、黄柏、厚朴、乌梅等为代表的20~30种川产道地和特色优势药材基地建设，切实提升川字号中药材品质与数量，培育一批在全国有较大影响力的川产道地药材大品种。新增《中药材生产质量管理规范（试行）》种植基地50个，各基地面积达5 000亩以上，核心示范区域面积达500亩以上。建立四川省中药材溯源信息平台，积极开展地理标志产品保护申报及道地药材认证工作，修订中药材"种植、采收、包装、仓储、运输"全过程的地方标准，掌握川产道地药材标准制定主动权。鼓励省内外大型中药企业联合建设一批以中药材规模化基地共建共享为依托的跨地区中药材产业集群。严格管理农药、化肥等的使用，支持中药材良种繁育，提高中药材质量，塑造川药品牌，推进有条件的品种，如迭鞘石斛、川银花等中药材从《四川省中药材标准》收载上升为《中华人民共和国药典》收载，扩大其合法使用地域和销量。集中打造32个川产道地药材重点县，开展有机肥替代化肥、绿色生态防控等行动，推动规模化、规范化、绿色安全生产基地建设，实施生态种植和仿野生栽培试点示范，促进药材加工、农旅融合、品牌市场等产业链开发，提升重点县道地药材综合发展能力。

三是推进中药材种子种苗繁育体系建设。继续深入开展道地药材野生资源保护、优良品种选育、生态种植等基础工作，建设品种资源库，保障野生资源永续利用和药材的优质生产。在中药材现代农业园区内，建设一批省、市、县三级中药材种子种苗繁育基地。推进农业园区和规范化基地建设。建设一批中药材现代农业园区，带动建设一批规范化种植基地。推动实施川产道地药材全产业链管理规范及质量标准提升示范工程，建立单品种药材的"两体系、三标准、五规范"。积极开展地理标志产品保护申报，制定中药材"种植、采收、包装、仓储、运输"全过程的地方标准。加快民族药特色示范基地建设，选择临床用量大的藏药、羌药、彝药品种，建设一批仿野生栽培及生态栽培示范基地，推进新型经营主体培育。做好中药材产业化重点龙头企业培育指导工作，带动各类新型经营主体组建中药材产业化联合体。

四是建立健全中药材保护体系。加快道地和特色优势药材新品种选育与推广应用，建设国家基本药物所需中药材种子种苗繁育基地，设立中藏药材繁育基地和野生资源保护区。支持彭州市、绵阳市安州区、巴中市巴州区等建设良繁基地，开展川丹参、川芎、黄连、川白芍、白芷等道地药材的提纯复壮、新品种扩繁和展示示范等，提高优质繁殖材料的供应能力。建设国家中药种质资源库，完成5~8种道地药材的基因组测序分析及基因资源库和信息数据库构建。建设3~5个濒危珍稀野生药用动植物保护区，建设15种濒危稀缺川产道地药材野生抚育、野生变家种培育基地，重点突破濒危药材资源野生繁育瓶颈。

五是建设民族药特色示范基地。选择四川省藏药产业发展所需和藏医临床用量大的藏药品种，研究青藏高原药用品种生态种植技术，建立种质保护与繁育示范基地，打造5~10个藏药区域品牌。选择资源濒危且羌医临床用量较大的4~6个代表性羌药，开展野生变家种攻关、人工种植产业化技术研究，建立育苗基地和扶贫产业示范基地，打造羌药区域品牌。选择彝医临床用量大的4~6个代表性彝药品种，建设仿野生良种保护与繁育示范基地，打造3~4个彝药区域品牌。积极开展苗医药研究，打造2~3种苗药品牌。

2. 推动中医药产业提档升级

一是加快发展中药饮片生产。重点扶持一批基础较好、潜力较大、示范带动作用较强的中药饮片加工企业改进技术装备，引导企业规模化发展。完善中药饮片管理机制，重点扶持川芎、麦冬、附子、川贝母、黄连、川佛手、姜黄、川牛膝、半夏、丹参、白芷等道地中药饮片集约化、高端化、差异化生产经营。提高中药饮片质量，创新精深加工产品，采取单品种多企业共同发展的模式，打造具有四川特色的中药饮片品牌。

二是推进中药配方颗粒研制。鼓励中药企业研制中药配方颗粒标准，推动研究制定四川省中药配方颗粒质量标准，鼓励中药配方颗粒进行临床研究。鼓励有条件的药品生产企业生产中药配方颗粒，推动中药配方颗粒在医疗机构临床使用。

三是推动中成药生产优化升级。加强对中药产业发展的统筹规划，组织实施现代中药高技术产业化重大项目。加快中药企业工业数字化、智能化建设，鼓励集成创新和技术创新，推进中成药生产工艺、流程的标准化、现代化建设。支持中药骨干企业进行技术改造，开发中药新品种及传统验方，引导中小型中药企业通过兼并、重组、联合和产权制度改革等多种形式做大做强，积极培育一批地方中药产业龙头企业。

四是鼓励中医医疗机构研制与调剂使用院内制剂。制定中药制剂在医疗机构间调剂使用管理办法，建立中药制剂研发推广应用平台，统一指导或承担医疗机构中药制剂的研发，统一培训医疗机构中药制剂的应用。在保证中药制剂安全有效、质量稳定的前提下，探索在医联体、医共体和专科联盟中调剂使用的途径，并研究在四川省医疗机构中逐步推广。对于企业研发的新药符合医院制剂标准的，鼓励企业与医疗机构联合申请医院制剂批准文号，在省内医疗机构中使用，同步开展新药上市前研究，适度增加院内制剂使用品种。

五是促进中药延伸发展。加强药食同源食品和以中药材为原料的保健食品、日化产品等开发和应用，延伸中药产业链。围绕中药有效成分，开发与培育有抗氧化，辅助改善记忆，辅助降血压、血脂、血糖等功能的中药保健品。重点发展抗氧化、肿瘤辅助治疗、防阿尔茨海默病、亚健康调理等中药养生食品（药膳）。大力发展具有美容、保健功效的中药功能型化妆品。加快发展低度中药养生保健白酒等药、酒、果、茶等相关联的中医药衍生品。探索发展中药饲料添加剂和兽药。

3. 拓展中医药健康服务空间

一是规范推广中医养生保健和治未病服务。制定促进中医养生保健服务规范发展的政策措施，加强发展指导和行业监督，提高中医养生保健机构规范经营水平，规范服务内容，提高从业人员素质。建立和完善常见中医养生保健服务的规范与标准。鼓励中医医疗机构在技术上支持中医养生保健机构，支持中医师依照规定在养生保健机构提供服务。推广科学的中医理论指导、由专业人员负责的健康状态辨识与评估、咨询指导、健康干预等服务。支持中医医疗机构发展治未病服务，鼓励基层医疗机构提供治未病服务，在家庭医生签约服务中提供中医治未病服务包，逐步实现每个家庭医生签约服务团队都有提供中医药服务的医师或乡村医生。

二是提升中医药疾病诊疗和康复能力。围绕提升重大疑难疾病、慢性病诊疗能力，组织开展中药方剂挖掘工作，集中优势力量实施中医药防治技术开发、新药研发、中西医临床协作攻关。支持中医科研机构、中医医疗机构和企业合作转化中医药研究成果，加快中医健康管理产品和中医诊疗设备商用化。建立中医药传统知识数据库、保护名录、保护制度。支持中医特色突出的康复医院、康复科室发展，发展和应用现代化的中医康复技术。

三是发展中医药健康养老和特色康复服务。推进中医药产业与养老产业融合发展，建立健全中医药医养结合发展长效机制，鼓励中医医院设立医养结合服务区或与社会养老机构开展合作，推动中医医疗资源进入养老机构、社区和家庭，鼓励社会资本开办中医医养融合养老服务集团或连锁机构。中医医疗机构要加强老年病专科建设，开展专病研究，通过中医体质辨识、养生食谱、中药调养等，有效提升中医药健康养老保健能力。加强中医医院康复服务能力建设，鼓励社会资本建设具有中医特色的康复医院、康养机构，推广适宜的中医康复技术，建立中医医院、基层机构、康复机构之间的对口帮扶和双向转诊机制。

四是发展中医药文化和健康旅游。充分发挥四川省旅游资源和中医药资源优势，推动中医药健康服务和旅游文化产业有机结合。鼓励景区、企业单位、医疗保健机构等市场主体针对不同游客需求，依托中医药发展带、示范片和产业园，大力开发中医药观光旅游、中医药文化体验旅游、中医药养生体验旅游、中医药特色医疗旅游、中医药疗养康复旅游、中医药美容保健旅游、中医药会展节庆旅游、中医药购物旅游、传统医疗体育旅游及中医药科普教育等旅游产品，建成一批特色鲜明、优势明显的中医药健康旅游景区、旅游名街名镇、旅游综合体。鼓励各地以中医药健康旅游产业为统筹，建设一批主题鲜明、业态集聚和旅游服务功能完备的中医药健康旅游产业园区，打造中医药健康旅游精品线路，打响四川中医药健康旅游品牌。

五是完善中医药商贸服务体系。支持中药材专业市场发展，引导建设一批中药材现代物流基地，推动建立中药材集中仓储配送网络，形成集采收、初加工、包装、仓储和运输于一体的中药材现代物流体系。发展中药材电子商务，推进"互联网+中药材"工程，加强中药材生产信息搜集、价格动态监测分析和预测预警。实施中药材质量保障工程，建立中药材生产到流通的全过程质量管理和质量追溯体系，开展中药材全过程追溯体系试点建设，建设部门监管、企业管理、公众查询三大平台，建设质量监测技术服务平台和第三方检验检测机构。加快发展面向中药及其衍生品制造的研发设计、技术转移、创业孵化、智慧物流、检验检测认证、融资租赁等科技服务业。积极引导中药材保健品加工，适当降低准入门槛，规范市场秩序，扩大市场销售量。

（五）推进智慧健康产业发展

1. 推动"互联网+医疗健康"融合发展

实施"互联网+医疗健康"行动计划，全面推动医疗、公共卫生、家庭医生签约、药品供应保障、医保结算、医学教育和科普、人工智能应用等医疗健康服务与互联网相融合。推进全民健康信息平台建设，构建电子病历等医疗信息互通共享体系，实现医疗信息全程共享化、医疗服务一体化。加快推进智慧医院建设，运用互联网技术，建立完善医疗健康在线服务平台，普及智能导医分诊、候诊提醒、检验检查结果查询、移动支付等线上服务，提高医疗服务效率。依托大型医疗机构建立远程医学中心，依靠5G技术，开展远程诊断、远程手术指导等服务。加强区域卫生信息资源整合，探索利用大数据技术预测流行病趋势，加强对传染病、慢性病等疾病的智能监测，提高突发公共卫生事件应对能力。

2. 推动医药与器械制造智能化

实现互联网技术与工厂生产的深度融合，开展智能工厂和数字化车间示范建设，推进医药行业制造模式智能化。加快人机智能交互、工业机器人等技术装备在医药生产过程中的应用，推动制造工艺仿真优化、状态信息实时反馈和自适应控制，整合研发设计、采购、生产、库存、销售等各类信息。实现资金流、工作流、信息流、物流的一体化、电子化和集成化，实现所有生产环节的无缝链接、生产全过程的质量控制及可追溯管理。推动家用医疗器械产品智能化，提供远程医疗、远程看护、远程病人监测、远程健康、智慧养老社区、智慧家庭等服务。应用大数据、云计算、3D 打印等技术，构建医药产品消费需求动态感知、众包设计、个性化定制等新型生产模式。

（六）推进健康产业"品牌化"

大力实施品牌强省战略，培育一批健康产业领域知名产品和品牌企业。打造"健康产业质量安全品牌"，培育一批国内外享有较高知名度和影响力的川药、道地中药、中成药、生物制剂等品牌。打造"健康产业服务提升品牌"，充分发挥各地资源、文化和医疗优势，集中形成健康产业集群，培育一批"医+养+游"相结合的健康产业区域品牌。打造"健康产业技能工匠品牌"，促进医院与高校、科研机构、企业的合作，加快医药制造、康养师和康养护理类技能型人才培养，推动健康产业劳务技能全面提档升级。积极引导品牌企业"走出去"，推进商标在海外注册。鼓励企业开拓国际市场，支持企业在国外建立研发机构，打造国际自主品牌。支持品牌企业以参股、换股、并购等形式与国际品牌企业合作，提高品牌国际化运营能力。

参考文献

[1] 王秀峰. 健康中国战略的地位、作用与基本要求 [J]. 卫生经济研究, 2019 (4): 3-6.

[2] 徐祖辉, 谭远发. 健康人力资本、教育人力资本与经济增长 [J]. 贵州财经大学学报, 2014 (6): 21-28.

[3] 黄永昌. 中国卫生国情 [M]. 上海: 上海医科大学出版社, 1994.

[4] 四川省统计局. 加快转型发展 决胜全面小康: "十三五" 四川经济社会发展成就综述 [EB/OL]. (2020-11-16) [2022-06-30]. http://tjj.sc.gov.cn/sc-stjj/c105897/2020/11/16/4ab224966bfb40b699d9473084b6662f.shtml.

[5] 胡鞍钢, 周绍杰, 鄢一龙, 等. "十四五" 大战略与 2035 远景 [M]. 北京: 东方出版社, 2020.

[6] 四川省人民政府. 2021 年四川省国民经济和社会发展统计公 [EB/OL]. (2022-03-14) [2022-06-30]. https://www.sc.gov.cn/10462/c108715/2022/3/14/099b4e5265174012853dea414ac9fdf5. shtml.

[7] 四川省人民政府办公厅. 四川省人口发展中长期规划 [EB/OL]. (2022-02-15) [2022-06-30]. https://www.sc.gov.cn/10462/zfwjts/2022/2/15/b9554f7897e84461b55dec8fc53af2f4. shtml.

[8] 李斌.《"健康中国 2030" 规划纲要》辅导读本 [M]. 北京: 人民卫生出版社, 2017.

[9] 习近平. 习近平谈治国理政 (第二卷) [M]. 北京: 外文出版社, 2017: 197.

[10] 习近平. 完整准确全面贯彻新发展理念 确保 "十四五" 时期我国发展开好局起好步 [N]. 人民日报, 2021-01-30.

[10] 四川省人民政府办公厅. 关于印发四川省推动公立医院高质量发展实施方案的通知 [EB/OL]. (2021-11-29) [2022-06-30]. https://www.sc.gov.cn/10462/zfwjts/2021/12/1/Cbcaed802f864b989631a79638b45c01. shtml.

［11］国家卫生健康委员会.“十三五”国家医学中心及国家区域医疗中心设置规划［EB/OL］.（2017-01-22）［2022-07-08］.http://www.nhc.gov.cn/yzygj/s3594q/201702/b32824adcb3a4d35a4f3f0ee5c6dc3c4.shtml.

［12］四川省卫生健康委员会.关于印发《四川省“十四五”医学中心和区域医疗中心设置规划》的通知［EB/OL］.（2022-06-13）［2022-08-07］.http://wsjkw.sc.gov.cn/scwsjkw/zcwj11/2022/6/27/bffd231bc38b43e097421480158e9ce2.shtml.

［13］四川省卫生健康委员会.关于印发《四川省“十四五”临床专科能力建设规划》的通知［EB/OL］.（2022-6-10）［2022-08-07］.http://wsjkw.sc.gov.cn/scwsjkw/zcwj11/2022/6/20/45989dcd651c4b1cafb8d765bae98dd2.shtml.

［14］四川省人民政府办公厅.关于印发《四川省“十四五”卫生健康发展规划》的知［EB/OL］.（2021-11-17）［2022-08-07］.https://www.sc.gov.cn/10462/zfwjts/2021/11/18/27f77a257007443784bc696b0b3129af.shtml.

［15］国家卫生健康委员会.关于加强公立医院运营管理的指导意见［EB/OL］.（2020-12-25）［2022-08-07］.http://www.nhc.gov.cn/caiwusi/s7785t/202012/253d87a373194074b43ce57932b08e60.shtml.

［16］国家卫生健康委员会.关于建立完善老年健康服务体系的指导意见［EB/OL］.（2019-11-01）［2022-08-07］.http://www.nhc.gov.cn/lljks/s7785/201911/cf0ad12cb0ec4c96b87704fbbeb5bbde.shtml.

［17］王东进.全民医保在健康中国战略中的制度性功能和基础性作用（上）［J］.中国医疗保险,2016（11）：5-8.

［18］仇雨临,王昭茜.从有到优：医疗保障制度高质量发展内涵与路径［J］.华中科技大学学报（社会科学版）,2020,34（4）：55-62.

［19］刘莉,郑小华,张岚,等.居民可承受商业健康保险市场空间与覆盖领域：基于四川数据的案例分析［J］.中国卫生事业管理,2021（4）：273-276.

［20］段纪俊,曾晶,孙慧玲.全球疾病负担的环境因素归因研究［J］.中国社会医学杂志,2008（5）：301-303.

［21］国务院.关于深入开展爱国卫生运动的意见［EB/OL］.（2020-11-14）［2022-08-07］.http://www.gov.cn/zhengce/content/2020-11/27/content_5565387.htm.

［22］四川省人民政府.关于印发《四川省“十四五”生态环境保护规划》的通知［EB/OL］.（2022-01-12）［2022-08-07］.https://www.sc.gov.cn/10462/zfwjts/2022/1/17/516b4a42e34043c5b6c2b5ff6f3716a4.shtml.